ちくま新書

食べ物のことはからだに訊け！

——健康情報にだまされるな

岩田健太郎
Iwata Kentaro

1109

食べ物のことはからだに訊け！
——健康情報にだまされるな

【目次】

はじめに　009

第一章
糖質制限は本当に体に良いのか？　013
異論のある議論をどう扱うか／対話の大切さ／糖質制限食は体に良いのか／糖質制限が向いていない体質も結構ある／多くの人の役には立つけど、少数には役に立たないものがある／糖質制限批判に妥当性はあるのか／糖質制限で死亡率が上がった？／結論は「どっちでもいいいじゃん」？／なんで自分と違う食事を攻撃したがるのか？／「命が一番大事」でよいのか？

第二章
健康「トンデモ」本の特徴　041
特徴その1　極論が多い／特徴その2　「西洋医学は信用できない」「科学では説明できないこともある」を連発する／特徴その3　科学を批判するわりに、科学の権威をありがたがる／特徴その4　しかし、人間に関するデータは少なく、ほとんど動物実験／特徴その5　「自然治癒力」「日本古来の」「古代からの」「自然免疫力」

「抗酸化作用」といった「キラキラワード」を多用する／特徴その6　論理の飛躍、拡大解釈、過度の一般化

第三章　「トンデモ」情報に振り回されないために

069

ビタミンCは「風邪に効く」のか／基礎医学と臨床医学の差は大きい／「自然免疫力」は「自然」とは関係ない、という話／古いからといって自然免疫が強いとは限らない／実験室での結果を現実に適用してはいけない／「現代医療ではなおせない」はむしろ健康の害になる／断食したハエが記憶力がよくても、それを人間に適用していいのか／医者がいうからといって信じてはいけない／昔の人はいまより老化が早かった？／コレステロールが高いと危険は嘘も嘘！／薬とハサミは使いよう／トランス脂肪酸という概念のひとり歩き／健康ヒステリーを広めてはいけない／不食ははたして本当か／現代医学の威を借りるトンデモ医学／なぜ不食を主張する人はそれを実験して発表しない？／神経性食思不振症という本当にある病気／肉を食べれば健康になれる？／肉を食べればがんにならない、は机上の空論／食べ物の

データは複雑で微妙なもの

第四章　食べ物の「常識」を疑ってみる　117

「マクガバン報告」は本当か／日本食万歳なんて書かれていない／日本人の食生活はそんなに変化していない／食事はゆるやかに考えればよい／地中海食は体によいのか？／赤ワインは体に良いか／糖尿病の患者は何を食べればよいのか／高血圧にならない食事、高血圧になった後の食事／無農薬野菜でないと、だめなのか／実際自分で体験してみる／3秒ルールは本当か

第五章　食べる食べないを適度に考えるために　141

ためになる本もあるけれど／甘味料がアレルギー反応を起こす／天然だからよいわけでも、人工だからダメなわけでもない／詐欺まがいの表示に騙されない感覚を／アクリルアミドが教えるもの／食事のリスクを分散せよ／グリシンで死を招く？／

がんは食事で消えるのか／せめてデータは全部公開してほしい／がんは自然と治るときもある／ビタミンCでがんは治るか／インチキ論文が根拠となっていることもある／人工甘味料はどのくらい健康に悪いか／「脂肪をたくさんとりなさい」は本当か／20年間マーガリンを食べるとリスクが1割増しはたいしたことない／減量には役に立たなくても健康によければいいじゃないか

第六章　『美味しんぼ』から『もやしもん』へ　175

80年代日本食はださかった／はじめての化学調味料批判／環境への目配せも／食べ物の味は自分の舌で評価しろ／食べるということの原罪／良いものは良い、というプラグマティックな実証主義／『美味しんぼ』における問題点／人は身勝手な健康基準を作ってしまう／『美味しんぼ』から『もやしもん』へ

第七章　食べ物のことは他人に聞くな、自分に聞け　201

健康の問題はグレーが多い／あなたにとって「コレステロールが高い」とはどのくらい？／自分の身体を直覚で評価する／現代医学も主観によって判断している／

「規則正しい食事」は体に良くない／自分をよく観察する／食べ物に対するセンサー／センサーを磨くと余計なものが不要になる／1ゆっくり食べる／2集中して食べる／3感謝して食べる／4体調に合わせて食べる。季節や気候に合わせて食べる／5ほどほどに食べる／6自分でたまには料理する。自分で食材を買う／7細かいことにこだわりすぎない。たまにはハメを外す

あとがき　242

注　252

はじめに

みなさん、こんにちは。岩田健太郎という内科医です。

本書は食べ物と健康に関する本です。

そういう本って世の中にたくさん出ていますよね。でもぼくは「人と同じこと」をするのはあまり好きではないので、類書との差別化を図りたいと思っています。

通常、「食べ物と健康」を扱う本では「こういうものを食べろ」「病気にならないための たった一つの食べ物(?)」「これを食べればがん知らず」のようなタイトルのものが多いです。マニュアル本的に「こうすればよいのだ」というシンプルな指南です。

本書はそのような親切な作りはしていません。「健康に良い食べ物は人に聞くな、自分で決めろ」というまことに一見不親切な本です。

しかし、一見不親切な本ではありますが、これは健康を真面目に考えた場合至極まっとうな結論なのです。内科医のぼくが言うのですから、間違いありません。大切なのはみなさんの「感性」なのです。

本書執筆のきっかけは、「いわゆる」糖質制限食にあります。糖質というのは炭水化物と（ほぼ）同じ意味です。具体的には砂糖（グルコース）や果物の甘み（果糖）、パンや米、パスタなど、日本で俗に「主食」と呼ばれている食べ物たちなどを指します。

パンや米を「糖」と呼ぶのはちょっと違和感があるかもしれませんが、化学構造式ではお米もパンも糖の誘導体からなる大きな分子なのです。炭水化物と呼ぶのは、これが炭素、水素、酸素からなっており、炭素（C）と水（H_2O）で表記される$C_n(H_2O)_m$で表記されるからです。ただ、「一般用語」では砂糖のような「甘み」は炭水化物とはあまり呼ばないですね。

要するに、糖質制限食とは、（いわゆる）糖分、（いわゆる）炭水化物を制限する食事ということになります。

これが近年日本で流行しています。体重減少や糖尿病の治療効果が高いと主張する医師が増え、またその医師自身が糖質を制限することでダイエットに成功した、といういわゆるダイエット本も出るようになりました。糖質制限をする人たちを「セイゲニスト」なんて呼ぶようにもなりました。

ところが、糖尿病の専門家の中にはこのような糖質制限食に否定的な見解を示す人も出てきました。2012年7月27日の読売新聞朝刊にて、日本糖尿病学会の門脇孝理事長が「炭水化物を総摂取カロリーの40％未満に抑える極端な糖質制限は、脂質やたんぱく質の過剰摂取につながることが多い。短期的にはケトン血症や脱水、長期的には腎症、心筋梗塞や脳卒中、発がんなどの危険性を高める恐れがある」と指摘、糖質制限食を批判しました。

これに対し、糖質制限食を推奨し、一般向けの健康本も出版している江部康二氏は、自身のブログにおいて、門脇氏のコメントには根拠（エビデンス）がないと反論しました。

さらに2013年3月18日には、日本糖尿病学会が「日本人の糖尿病の食事療法に関する日本糖尿病学会の提言」を発表し、「炭水化物のみを極端に制限して減量を図ることは、その本来の効果のみならず、長期的な食事療法としての遵守性や安全性など重要な点についてこれを担保するエビデンスが不足しており、現時点では薦められない」と声明を発表しました。この声明についても賛否両論の議論が医学界で起きています。

実は糖質制限食はそれほど新しい概念ではありません。ぼくは1990年代にアメリカで内科研修医をしていましたが、そのときアメリカでは「アトキンス・ダイエット」と呼ばれる糖質制限食が大流行していました。アメリカの心臓内科医、ロバート・アトキンスが推奨したものでした。そのときもアメリカではこの食事方法について賛否両論の大議論が起きていました。ぼくは日本における現在の糖質制限食論争をみていて、強い既視感を覚えたものです。

さて、このような医学的、栄養学的論争がある場合、我々はどうしたらよいのでしょうか。

本書では、そこからまず検討してみようと思います。さらに、近年たくさん出版されている「健康になるための食べ物」系の本がどこまで信用できるか、その根拠とともにお示しします。さらに、食と健康の捉え方を歴史的に考えるうえでとても重要な資料、漫画の『美味しんぼ』とその未来について考えます。最後に「で、結局どうすればいいの？」という問題を扱います。その結論は、先取りして申し上げておくと、本書の主張「自分に聞け」となるのですが、どうしてそうなるのかは本書を読んでいくうちに自然に理解できるような仕掛けになっています。

では、また「あとがき」でお目にかかりましょう。

第一章 糖質制限は本当に体に良いのか？

†異論のある議論をどう扱うか

日本では「糖質制限食の是非」のような論争が生じると「派閥」が生じます。すなわち、一方を全面的に支持し、他方を全面的に否定します。両者は宗教的なまでに一方の説を信じ込み、他方を宗教的なまでに憎悪し、罵倒します。

日本では議論の方法を訓練されることがほとんどありません。読者の皆さんも「議論の仕方」を学んだことはないんじゃないでしょうか。

よって、ほとんどの日本人は議論がとても苦手です。

医学界でもこれは同じです。いろいろな会議や学会で、医学や医療にまつわる議論が展開されますが、ほとんどの場合、各々が自説を「主張」「演説」するだけで、他者の言葉には耳を貸しません。議論ではなく、演説の連打なのです。

ぼくが日本の会議に出席したり議長をやっていると、ひたすら自説を連呼するだけの出席者が多くてとても閉口します。結局偉い人の鶴の一声や、声の大きな人の恫喝的な態度、あるいは「その場の空気」がものを決めていくことが多いです。これは意思決定の方法としてはあまり優れた方法とはいえません。

それに対して、アメリカ人は議論のときのテクニックがとても優れています。訴訟社会で「白黒はっきりつける」議論に慣れていることもありますし、小さいときからディベートの訓練を受けているせいでもあります。

ディベートとは、アメリカでよく行われる議論の方法です。ぼくは大学生のとき、ESSという英語を勉強するサークルに入っていて、このディベートの大会に出ていました。

ディベートにはいろいろな種類がありますが、大会で行うようなディベートは競技ディベート（competitive debate）といいます。これは、2つのチームがある命題について「賛成派（Pro とか affirmative と呼びます）」と「反対派（Con とか negative）」に別れ、自説を交互に主張していくものです。両者の議論を第三者たる審判がみていて、どちらの議論の方が優れていたかを判定します。彼らは途中でその主張を取り下げることはありませんし、第三の道たる代替案を提案することもありません。

アメリカでは子どもの時からこの競技ディベートを授業などで行います。ですからロジカルな議論はとても上手になります。相手の論旨の弱点や問題点を探し出し、それを鋭く指摘するのも上手です。要するに、ハリウッドの法廷映画に出てくる優れた弁護士、みたいな振る舞いをするのが上手になるんです。彼らの議論を見ていると、日本で展開される議論（という名の演説会）はとても稚拙に見えます。

しかしながら、ぼくはアメリカ的な議論のやり方も、糖質制限食のような科学における問題を解決することはないと思います。実際、アメリカにおけるアトキンス・ダイエット論争もうまくまとまりませんでしたし。

ディベートをずっとやっていると、「自説を押し通し」「相手を論破する」スキルは飛躍的に向上します。しかし、自らが見解を撤回したり、相手の意見に宗旨替えしたり、新しい「第三の道」を模索したりすることが苦手になります。真実がどこにあるのか、を追求するのが議論の目的であり、議論は手段にすぎないはずなのに、議論に勝つことが目的化しているのです。

だから、アメリカ人の議論は非常にレベルが高いのですが、その議論が生み出した結論は、あまりぱっとしないのです。健康にまつわるアメリカの議論はとても高級なロジックを展開しますが、アメリカ人が際立って健康になったという話は寡聞にして聞いたことはありません（その逆はあったとしても）。

アメリカでも議論は目的化し、勝つことが全てです。だから、ここでも糖質制限食支持派は否定派を全否定ですし、その逆も同様です。なるほど、議論のスキルにおいては日本のそれよりも高級かもしれませんが、両者が全く相容れない点については日本と変わりありません。結局、両者は物別れに終わるか、偉い人の鶴の一声、声の大きな人の恫喝的な態度などがものを決めていくようになります。アメリカ的資本主義的株式会社は、典型的にこういうトップダウンなものの決め方をします。なんだ、結局は日本と同じですね。

†対話の大切さ

ぼくは学問（医学含む）において、このような論争が起きたときに一番大切なのは「対話」だと思います。ここでいう「対話」とは日本のような「演説会」や、アメリカのような競技ディベートのことではありません。

対話の大切さを分かりやすく教えたのは古代ギリシアの哲学者、ソクラテスでした。ソクラテス自身は本を書きませんでしたが、その弟子プラトンはソクラテスと他者との対話を記録にまとめています。

さらに19世紀になり、ドイツの哲学者ヘーゲルが「弁証法」という方法を示しました。弁証法というといかめしい感じですが、英語ではdialectic、要するに「対話」のことです。「本当のこと」は、偉い人がそう言っているとか、みんながそう言っているとか、教科書にそう書いてあるといった「与えられたもの」として得られるものではない。そうではなくて、自分の考えが本当に正しいのか、あるいは反対の見解が正しいのか、行ったり来たりの議論をして、最終的にはそれ以上の真理に近づいていく（この行為をドイツ語でアウフヘーベンと言います）……まあ、そんなやり方です。

ただ、現実にはソクラテスは対話をすると言いながら相手の主張の揚げ足を取ってバカにすることが多かったようです。ヘーゲルの弁証法における「対話」も実際には、自分の心の中での葛藤がほとんどで、ヘーゲルさんは、実際には他人の意見をけっこうバカにしていたように思います。ヘーゲルは例えば、数学なんて劣った学問で哲学の方が偉い、とか西洋は偉くて東洋はダメ、みたいに他者を卑下する傾向がありました。まあ、ヘーゲルの講義録とかを読んでいると「けっこうイヤな奴だな」という印象です。ヘーゲルさん、現実にはあんまり他人の言葉に耳を傾けたりもしなかったんじゃないでしょうかねえ。ヘーゲルの弟子のフォイエルバッハも、最初はヘーゲルの哲学に感動し一所懸命研究しますが、「けっきょく弁証法とか言ってもひとりでやってるだけで全然対話になってないじゃん」と批判するようになりました（ヘーゲルファンの皆様、すみません）。

ぼくがイメージしている「対話」とは、大谷大学の鷲田清一教授がコミュニケーションについて述べているような対話です。それは、「相手の言葉を受けて自分が変わるような覚悟ができているような」コミュニケーションです。ディベートのように相手を打ち負かすことを（実質的な）目的にするのではなく、必要ならば自分の見解を撤回してもかまわない、そういう覚悟が事前にできている、というような態度で行う対話です。

よく知られているように、尊皇攘夷派だった坂本龍馬は勝海舟を斬り殺そうとし、そこで勝の言葉を聞いて自分の意見を180度転換、日本の開国と明治維新において大きな役割を果たしました。

これが史実なのかフィクションなのかはぼくには分かりません。しかし、このエピソードを我々がよく記憶しているのは、「自分の意見をあっさり180度変えた」龍馬の覚悟が実にかっこよいからでしょう。そして、このエピソードが長く語り継がれているのが、「自分の意見をあっさり180度変える」ことが、行うのが実に難しく、稀有なことだからでしょう。

しかし、ぼくの考えでは、自説を変える覚悟を決めるのは、案外難しいことではありません。そのために必要なのは、「チャンクアップ」です。

チャンクアップとは、コーチングで使われる用語です。実は僕、PHP認定のビジネスコーチ資格を持ってるんです（へんな医者ですね）。

これは、より大きな、より高い目標を再設定することで、敵対しているように見える二者が「同じ方向を向く」ことができるようになる方法のことです。

「糖質制限支持」も「糖質制限反対」も目標としては小さな、より低い目標です。目指しているのは「糖質制限」そのものではありませんから。より高い目標は「やせる」とか「糖尿病患者の検査値改善」でしょうし、もっともっと大きく高い目標は「人の健康増進」となるでしょう。さらに大きくすれば、目標は「人の幸せ、人類の幸せ」になるかもしれません。

小さな、低い目標では異論が出て、対立が生じやすいです。「糖質制限食はよい」VS「よくない」のように。しかし、「健康増進」とか「幸せ」といった、より高い目標を提示した場合、「そんな目標いらん」と反対する医療者は皆無なんじゃないでしょうか。みんな「そりゃ、そうだよね」と納得賛成してくれるんじゃないでしょうか。

このように、目標設定を高くずらす「チャンクアップ」は対立点ではなく（より高い次元の）合意点に着目し、対話が成立しやすくするよう促す方法です。そして、糖質制限食も「人の健康増進という目標に照らし合わせてどうか」という観点から議論すればよいのです。糖質制限はあくまでも健康増進やダイエットの手段であり、糖質制限そのものは目的ではないのですから。

チャンクアップを使えば、聖人のような寛大さや、坂本龍馬のような度量がなくても自説を曲げることはわりと簡単なのです。「より高い目標」である「人の健康、人の幸せ」という点ではぶれていないからです。

本書においてもこのチャンクアップを使い、食の安全や食と健康について考えてみたいと思います。「小さな話」ではなく「大きな話」にするといままで見えてこなかったものが見えてきます。それはいったいなんでしょうか。それでは、本論に入っていこうと思います。

†糖質制限食は体に良いのか

糖質制限、すなわち炭水化物を減らし、脂質やタンパク質の比率を増やす食事方法は1970年代にアトキンス・ダイエットとして有名になりました。ロバート・アトキンスというアメリカ人が提唱したもので、ぼくがアメリカで臨床研修を受けているときはこのアトキンス・ダイエットが大ブーム。患者さんの中にも（そして仲間の医者たちにも）実践している人がけっこういました。もっとも、日本には1950年代に和田静郎という人がやはり糖質制限食を推奨していたようですね。

糖質制限を日本で有名にしたのは夏井睦氏の『炭水化物が人類を滅ぼす』（光文社新書）です。ぼくは夏井氏の傷の治療、「ラップ療法」を愛用し、前著『傷はぜったい消毒するな』（同）も興味深く読んだので、同書も発売すぐに買いました。

夏井氏はこの本の冒頭で「本書では、中年オヤジでもスリムに変身できる方法を紹介する」とあり、「誰でも簡単に、短期間で努力なしに、ほぼ確実に痩せられる」と書いています。

糖質制限にもいろいろな「流派」がありますが、夏井氏のは例えば、

米、小麦（うどん、パスタ、パンなど）、蕎麦→原則的に食べてはいけない（38頁）

というやり方です。砂糖も「食べてはいけない」。ただし、天ぷらや唐揚げのコロモは許容、という（夏井氏によると）「スタンダード以上、スーパー未満」なものだそうです。

ぼくは総量こそ少ないものの主食に糖質は欠かさないので「プチ未満」ということで、

夏井氏的には「糖質制限はしていない」と言えるかもしれません（程度問題ですが）。

実は同書を読んだ後、ぼくもしばらく糖質制限をやってみました。

もともとぼくはおかず食いでご飯をあまり食べない方なのです。朝食はパン、昼食はおにぎりなど、夕食のご飯は茶碗3分の1くらい。

とはいえ、朝のパンは自分で作っているくらいのパン好きです（ま、ホームベーカリーさんの助けを借りてますが）。パスタも大好きで、自宅にパスタマシンすら持ってます。ケーキなどのお菓子も大好きです。ぼくが住んでいる神戸市はパンとかケーキがやたら美味しい街で、こうした誘惑には勝てないんです（すくなくともぼくは）。

そこで、「糖質制限やってみるぞ」というわけで、昼食の炭水化物をゼロにして、たんぱく質と脂質に変更したのでした。

すると、困ったことにぼくの体重はすぐに増え始めました。

理由は簡単です。ぼくはもともと筋肉がつきやすいのです。手脚が太めで、そこにはインフェリオリティー・コンプレックスを持っています。この手脚の筋肉がさらにつくようになったのでした。サッカーを長年やっていた太ももは人よりずっと太いのですが、さらに太くなります。ぼくは週末だけ20～30㎞ジョギングする習慣がありますが、糖質制限をしてから筋肉量が増え、さらに太ももがどんどん大きくなっていきました。

筋肉が増えるのはジョギングには必ずしも適しませんし、手足がどんどん太くなるのも嫌でしたし、気に入った服が合わなくなるのも嫌でした。なので、ぼくは食事を普段通りに戻して、昼ご飯はコンビニのオニギリなどに戻したのです。そうしたら、ほどなくパンパンだった腕や脚も元に戻り、体重も少し減りました。

†糖質制限が向いていない体質も結構ある

ここで学習したのは、糖質制限は「誰でもやせる」方法ではないということです。夏井氏は痩せたのですが。いくつもの研究が示すように多くの人は痩せるでしょうが。でも、ぼくのような体質の場合はかえって逆効果になり、むしろ体重は増えてしまいました。

ぼくの場合ＢＭＩが20～21台、体脂肪率が夏だと6％台、冬だと7％台くらいで筋肉質の体です。運動もそれなりにしています。たんぱく質の摂取量が多くなれば、筋肉がつきすぎてしまうのは、当たり前と言えば当たり前のことでした。

この体験は、決して糖質制限食を否定するものではありません。というか、もともとぼくは炭水化物の摂取量が少なめで、ベースラインからして糖質制限チックな食事だったのですから。しかし、かといって炭水化物をどんどん減らせば減らすほどよいことが起きるというわけではなかったのです。なんでも「過ぎたるは及ばざるがごとし」なのです。

では、「どのくらい」炭水化物を減らすのが適切なのか。

ぼくの意見は、「それは人による」です。その人がメタボ体型なのかそうでないのか、筋肉の量、運動の量、筋肉や脂肪のつきやすさ……こうした生活習慣や体質の違いにより、適切な炭水化物の量が変わってくるのでしょう。

よく「糖質制限ならいくら食べても太らない」と言いますが、さすがに「いくら食べても」は言い過ぎだと思います。過食症の人などは、何を食べてもカロリーオーバーで体重は増えてしまうことでしょう。後述するジョン・ブリファ氏の著書『やせたければ脂肪をたくさんとりなさい』(朝日新聞出版)でもテレビを見ながらの食べ過ぎには注意を喚起しており、決して「脂肪をたくさんとりなさい」とは言っていません。

ですから、「いくら食べても大丈夫」は間違いです。あえて言うなら、「いくら食べても大丈夫な人は、いくら食べても大丈夫」というべきなのです。

†多くの人の役には立つけど、少数には役に立たないものがある

臨床試験を援用するEBM（evidence based medicine、根拠に基づいた医療）は帰納法を「けっこう正しい」と受け入れるプラクティスです。数百人、数千人を用いた臨床試験で、ある療法に効果があるか、ないかを吟味し、その観察データに基づいて一般法則を導き出すのです。

しかし、帰納法は「けっこう正しい」かもしれませんが、「絶対正しい」とは言えません。

それは100羽のカラスの羽が黒いという観察から、101羽目のカラスの羽の白さを「証明」できないというカール・ポパーの反証主義からも明らかです。他者の観察データが自分に適用できるかどうかは原理的には「わからない」のです。現に2014年10月8日付の The Huffington Post によると、羽の白いカラスが発見されたそうです。[*1] 帰納法が正しいという「証明」ができないことの証左です。

とはいえ、100羽のカラスの羽の黒さを見て、「次は白いだろう」と信じ込むのも無理筋です。連勝しているピッチャーは、連敗しているピッチャーよりも「次は勝ちやす

い」のです。次は勝つ、という証明は出来なくても。

これが統計学的な考え方です。統計学はなにかを「証明」はできませんが、「らしさ」を看破することは可能です。100羽のカラスの羽の黒さを観察したら、101羽目も黒いだろう、と（正しく）推測させる（ただし証明はしない）のが統計学です。その「らしさ」を数値化したのが、いわゆる「統計学的有意差」というやつです。

帰納法はわりと正しいけど、ときどき正しくないのです。言い換えるならば、臨床試験の結果は多くの人には役に立ち、少数の人には役に立ちません。

我々臨床医の役目は臨床試験を否定することではありません。しかし、臨床試験をすべての人に当てはめるのも「帰納法が正しい場合」という前提においてのみです。EBMのパイオニアであるデビット・サケット氏のいうように、大切なのは「患者の個別性」です。

臨床試験を無視する医者はあやうい医者です。臨床試験を盲信する医者もあやうい医者です。この患者には臨床試験の結果を当てはめて良い人なのか、当てはまらない人なのかを峻別する臨床力が医師には必要になります。（多くの場合誤解されていますが）EBM「こそが」患者の個別性を尊重するのです。

ということは、一律に一定の栄養割合で多数の人を対象に臨床試験をしても、それが

「私にとっての最適の食事」であるかどうかは、確実には分からない、ということを意味しています。

夏井氏は昼にご飯を食べなくなってから痩せて体調がすぐれ、食後に居眠りもしなくなりました。それは事実でしょう。ぼくは逆に、昼飯は炭水化物の方が体調が良くなりました。こちらもまた、事実です。

（夏井氏のような）外科医の先生の多くは長距離ランナー的な仕事をしています。長時間手術をこなし、術後に仮眠をとり、また手術、というロングランです。

ぼくの仕事は（アメリカの医者がよくやるように）短距離走型です。朝職場についてから全力疾走、休憩を取らずに執務や外来業務や回診を行います。お昼になるともうヘトヘトで、疲労困憊です。疲労困憊なときは、たんぱく質や脂質よりも炭水化物の方が摂取しやすいのはアスリートの食事をみても明らかです。ぼくは昼ご飯は仕事をしながら片手でオニギリ、そのまま全力疾走で夕方まで仕事をして帰宅、炊事や洗濯物の取り込みをする、という毎日なのです。「そういうライフサイクル」には昼の糖質は見事にフィットしていたのでした。

ですから、ここで大事なのは「糖質制限がよいか、否か」という二元論的な問いではありません。それがあなたにフィットしているか。それだけが大事です。そして、それを誰が判定するのか。それは自分自身で判定するより他ありません。

糖質制限批判に妥当性はあるのか

糖質制限を批判した本もあります。例えば、栄養学者の幕内秀夫著『世にも恐ろしい「糖質制限食ダイエット」』（講談社＋α新書）がそうです。

幕内氏の主張はこうです。アトキンス・ダイエットは1990年代に流行ったが今は廃れてしまった。現在はアメリカ人もアトキンス・ダイエットなんてやっていない。幕内氏は、「アトキンス・ダイエットが大ブームになったアメリカで肥満が減ったという話は、誰も聞いたことがないはず」（23頁）と言います。

でも、「誰も聞いたことがない」という伝聞でもってアトキンス・ダイエットに効果がないと主張するのはちょっと説得力を欠くようにぼくは思います。やはりこういうときは、実際のデータで検証するのが大事です。

アトキンス・ダイエットのことを、現在医学用語では「ケトジェニック・ダイエット」と言います。タンパク質や脂肪分の多い食事を摂ると糖分の代わりに脂肪が分解されたケトン体が体内で増えるからです。

医学論文をまとめたデータベースDynamedで検索すると「ケトジェニック・ダイエット（ketogenic diet）は体重減少（ダイエット）に有用かもしれない」と記載されています。24週間の観察期間で、5人に1人はドロップアウトするという「微妙」な研究ですが、低脂肪食に比べるとたしかに体重は減るという研究はありました。[*2]

半年間なので、これがどこまで持続するかという問題は残りますが、少なくともケトジェニック・ダイエットは「ダイエット」（体重減少）には有用だというデータは存在します。栄養学者の幕内氏がこのようなデータを無視した、あるいは知らないというのは問題です。

ちなみに、この後メタ分析もなされ、糖質制限食は肥満や高血圧、中性脂肪には効果があるようだとされています。ただし、その効果は小さいとも結論づけています。[*3] また、長期的には糖質制限を行っても肥満、心疾患、血糖値には影響がなかった、よくも悪くもない、というメタ分析もあります。[*4]

幕内氏は糖質制限食がよくないよくないというわりには、その根拠は個人的、感情的であまり説得力を持ちません（ぼくには）。一番説得力があったのが、「糖質制限食は乳がんを増やす」というものでした（155頁）。ただし、脂質の多い糖質制限食で乳がんが増えるかどうかについては研究によって結果は様々で、そこまではっきりしたエビデンスとは言えないようです。リスクの高い乳がん経験者でも低脂肪食は乳がんや死亡率を減らしませんでした。[*5]また、魚に含まれるω－3脂肪酸は大腸がんや前立腺がん、乳がんを減らしてくれる可能性が示唆されているので、魚中心にすれば糖質制限食でもがんのリスクはヘッジできるかもしれません。[*6]このへんもよく分からない領域ですね。

まあ、はっきりしたことはよく分からん、ということがよく分かることが大事だと思います。

†糖質制限で死亡率が上がった？

岡本卓氏の『本当は怖い「糖質制限」』（祥伝社新書）も「糖質制限はやめよ」と警告する本です。本書では糖質制限が体重減少や血糖値を下げる効果があったとしても、「それは短期的なものに過ぎない。長期的な効果についてはまだわからないことが多い」という根拠で糖質制限に反対しています。同書は引用文献名やその内容についてかなり詳しく説明しており、いわゆる「トンデモ本」とはその点で一線を画するものです（トンデモ本の多くは引用研究を明示しませんから)。

同書の根拠として一番大きいのは糖質制限食のメタ分析で「死亡率があがった」という報告です。[*7]

メタ分析とはいろいろな論文を集めてデータをまとめ合わせ、より大きくて信頼度の高いデータを再構築する分析を言います。ぼく自身、このメタ分析を他の領域で行ったことがありますが、ものすごくたくさんの論文を吟味しなければならないのでとても疲れる研究でもあります。

で、このメタ分析では糖質制限が長期における「全死亡率」をわずかながら上げるという結果でした。糖質制限に対するネガティブな結果です。

このメタ分析を、糖質制限推奨者の江部康二氏は批判します[*8](当然ですよね)。

江部氏が批判するポイントのひとつは、メタ分析に質の低いとされる研究が混じっている点です。江部氏は質の高い研究はこれとこれだ、質の低い研究はこれとこれだ、と指摘し、こういう玉石混淆なので本研究はよくないのだ、と批判します。

その批判には首肯すべき点もあります。しかし、これは江部氏がメタ分析をよく理解していないから起きる誤解でもあります。

メタ分析はサンプル数によって重みをつけます。全ての論文を等しく扱うのではなく、小さな研究は小さく、大きな研究は大きく扱うのです。

江部氏が「質が高い」とした研究は死亡率を吟味する上での寄与率が45・2％と大きく扱われています。[*9] 一方、「質が低い」とした研究は寄与率が11・4％しかありませんでした。

メタ分析は、このように重みをつけて研究を吟味するので、玉石混淆ではあっても、ただ混ぜ合わせているわけではないのです。

また、もうひとつ「質が高い」と江部氏が評価する論文は、メタ分析での一番の結論、「死亡率」を評価していません。なので、フォレスト・プロットと呼ばれるメタ分析の結果を示す図（これを見れば糖質制限の死亡率への寄与の有無がわかるのです）にも採用されていないのです。[*10]

江部氏は質が高いと評価した論文を、

低炭水化物・高脂肪・高タンパク食に冠動脈疾患のリスクなし

glycemic load が低いとCHD（冠疾患）リスクが低下

低糖質＋高動物性タンパク＋高動物性脂肪摂取がＣＨＤ（冠疾患）リスクを低下
総炭水化物摂取量は冠動脈疾患リスクの中等度増加に関連。高ＧＬは冠動脈疾患リスク
増加と強く関連

「すなわち高炭水化物食の危険性を明確に指摘しています」と述べていますが、このメタ分析論文のキモは「全死亡率が下がるか」なのです。もしかしたら冠動脈疾患は増えないかもしれないし、そのリスクも下がるかもしれないし……だけど死亡率は高かったというのがメタ分析の結論ですから。

確かに、このメタ分析で採用した論文にはいくつかの瑕疵が見られます。なので、これで糖質制限が死亡率をあげる、と断言できるものではないと思います（メタ分析の著者らもそこは認めています）。

しかし、少なくともこのメタ分析は「糖質制限が長期的に死亡率をあげる可能性」を懸念させるものであり、それは江部氏が評価する研究とは無関係にそうさせるのであり、全否定すべきものでもありません。

さらに、江部氏が「極めて質の高い論文」と評価する論文も、「糖質制限が全死亡率を

わずかにあげるかもしれない」という論文です（少なくとも糖質制限が死亡率を下げてくれるわけではなさそうだ、という論文でもあります）。[*9] この論文があったからこそ、メタ分析でも「全死亡率の上昇」という結論が得られたとも言えます。

とはいえ、論文を見ると、糖質制限をしてもしなくても、たいした違いはないなあ、というのがぼくの意見です。死亡率が上がるといっても、その差はごくわずかなのですから（専門用語でいうと相対リスクは1・31とたいしたことはなかったのです）。

岡本氏は「糖質制限はやめなさい」と主張しますが、その根拠は動物実験や他の目的の研究を援用したもので、「やめろ」というには説得力がありません。なにしろ、岡本氏自身がいうように、糖質制限の長期的な有効性や安全性は「よくわかっていない」のですから。よくわかっていないときは、断言口調を避け、「わかったふり」をしないのが、医学者としての良心と誠実さだとぼくは思います。

†結論は「どっちでもいいじゃん」？

そろそろ、結論です。糖質制限によって長生きできる、という保証は（少なくとも現時点のデータでは）なさそうです。かといって、糖質制限をするとバタバタ早死にする、というわけでもなさそうです。長期的には「どっちでもいいじゃん」ということになります。

さて、糖質制限は長生きだけを目標に行われているわけではありません。ダイエット目的に行うこともあれば、病気の治療に、例えば糖尿病の治療の一助として行うこともあるでしょう。

とすればです。一番良いのは「自分で試して確認してみる」ことです。

糖質制限をして痩せる人、血糖が下がる人は「やった、やった」と続ければ良いでしょう。そうでない人はそうでない食事をすれば良いでしょう。岡本氏が先の本で勧める地中海食（地中海沿岸の伝統的な、オリーブオイルやナッツなどを用いた食事）だって試してみても良いかもしれません。ちなみに、ぼくはオリーブオイルが大好きで、好んで料理に使ったり、自家製のパンにつけて食べています。

体重だって血糖値だってモニターできるのですから、「その個人にとって」よい食事法だったかどうかはすぐに確認できます。糖質制限で痩せた夏井氏のように、あるいは太ったぼくのように。だから、あれやこれやの学説に振り回されることなく、「自分で試して、確認すれば」よいのです。糖尿病の栄養バランスについては炭水化物、タンパク質、脂質の理想的な比率については分からないので患者個々の事情に合わせて個別化しましょう、と米国糖尿病学会のガイドラインでは推奨しています。[*11] どの食事法が「その人」によい食事法かは、一意的には決められないのです。

そして、ダイエットにしろ糖尿病にしろ、すぐに結論をつける必要はないのです。糖尿病は2、3日で完治しなければならない病気ではありません（完治しませんし）。数週間、数カ月、数年かけて自分に最適な食事方法を模索するだけの時間的余裕がほとんどの患者には与えられています（例外ももちろんあります）。ゆっくり吟味しながら、どの食事が自分の糖尿病に効果的なのか、吟味するだけの時間的余裕があるのです。

そして、大切なのはひとつの説にこだわりすぎて他者を全否定しないことです。

これまで見てきたように、糖質制限をしようとしまいと、長期的な予後は極端には変わりません。ならば、「おいしい」とか「食べたい」という命以外の価値観を加味して、「自分で選択したことをやる」でよいではないですか。それを他者が「お前はまちがっている」と全否定するのはおかしいと思います。

うちの家人はご飯食いで、よくおかわりをしていますが、それがぼくと違う食事法だとしても、全然否定しようとは思いません。もちろん、健康に元気に楽しく生活しています。家庭内で他者の食事方法を否定するのは、楽しい食事という大事な価値の阻害要因になってしまいます。

†なんで自分と違う食事を攻撃したがるのか?

糖質制限に関わらず、ある食事法に「はまった」人は、他の食事法を選択した人を攻撃する傾向があります。

これを教えてくれたのは内田樹先生です。以前、内田先生も(詳細は忘れましたが、麦か何かだったかな)の食事法に凝って、そういう食事ばかり摂っていたそうです。すると、周囲でカツ丼やケーキやいろいろなものを食べている人に怒りの感情が湧いてきたんだそうです。そして「お前の食事はよくない」「あなたの食事はけしからん」と攻撃を繰り返し、ついには食事の時間に周囲に誰もいなくなってしまったんだそうです。で、食事を普通にしたらみんなと楽しく食事を楽しめるようになったんだとか。

どういう食事方法を選ぼうとその人の自由です。周りの人たちが好きなものを食べる自由を形式的にも、本質的にも(睨み付けたりしないってことです)十全に保証している限り。

だいたい、「痩せる」という目的だって、万人に共有されるべき価値観とは限りません。すごく痩せたい人も、ほどほど痩せたい人も、それほど痩せたくない人もいるでしょう。

極端に痩せていたり、極端に太っていないかぎり、その辺の個人差だって許容すればよいのです。もし、あなたが糖質制限食で他者に対して不寛容になり、糖質を取っている人に非難がましい視線を向けるのでしたら、糖質制限食はやめておいたほうがよいと思います。誕生日プレゼントのケーキをシェアできない、正月のお雑煮もシェアできない、というのもつまらないです。

というわけで、ぼくは「糖質制限をしてもしなくてもかまわない。でも、子どもの誕生パーティーの時に一緒にケーキを食べられないような、そういうレベルの糖質制限は気の毒だからやめた方がよい」という意見です。

同様のことは（後述するように）トランス脂肪酸に反対する人、人工甘味料に反対する人、着色料、農薬や化学肥料に反対する人にも当てはまると思います。

年に1回や2回こういった添加物をとっても健康被害は「絶対に」起きません。もし健康被害が起きると硬く信じ込んでいる人がいるとすれば、それはある種のこころの病にかかっていますから、やはり不健康です。

†「命が一番大事」でよいのか？

最後に話はずれますが、ぼくは岡本氏が自著で主張する「命中心主義」は極めて危ないと思っています。

それは「医師がまず、はたすべき役割は患者さんの命を救い、その命をできるだけ長らえさせること」「どのような状況においても、まず命を第一に考え、命を危うくすることがすこしでもあるような医療は行なわないことが、医師の使命だ」という考え方です（185頁）。

もちろん、命は非常に重要な価値です。しかし、価値の全てではありません。自由とか、夢とか、痛みや苦痛のない状態とか、家族とか、友人とか、お金とか、美味しい食事とか、みーんな大事な価値観というものです。

その患者の多様な価値観を医者が勝手に「命が一番大事」と規定するのは医者のエゴであり、パターナリズムです。患者の価値観を否定することができるほど、医者は偉い存在ではありません。

それは医者の思い上がりというものです。

第二章

健康「トンデモ」本の特徴

出版不況とはいえ（がゆえに、か?）、世の中には本当にたくさんの本が出版されています。食と健康に関する本も多いですね。「これを食べれば健康になれる」、「これを食べると身体によい」、「病気にならないためのなんとかいう食事」という本であふれ返っています。

しかし、残念ながらこうした本のほとんどはいいかげんで、眉唾な内容の「トンデモ本」です。本書の執筆にあたり、ぼくもいくつか手に取って読んでみました。そして、健康「トンデモ」本に共通する特徴があることがわかってきました。まずはこれをご紹介しましょう。「トンデモ」本判定に役に立つと思いますよ。

†特徴その1　極論が多い

「がんが治る」とか「病気にならない」といった極端な効果を謳うものが多いです。もっとひどいのになると、「出世を手助けする食べ物」とか「部下の扱いがうまくいく」食べ物、「衝動買いを予防する食べ物」、「頭脳明晰にする食べ物」、「運動会で1位をとれるお弁当」なんて書く本すらあります（山崎広治著『働く男女のための栄養学入門』マイナビ新書）。さすがにここまでくればインチキだろ、と気づいてほしいと思います。

一般的にぼくら医者は「絶対に」とか「必ず」とは言わないものです。がんにしても心臓の病気にしても、100%確実な治療法は存在しません。これは1人1人の個体差があるからであり、病気も1つ1つ違うからです。人間や病気にはバリエーションは多く、例外事例に満ちているからです。

だから、確実に、絶対に治る治療法なんて存在しません。アメリカではこれを「Never say never」なんて言ったりします。「絶対ないとは絶対に言うな」ってことです。

ところが、「トンデモ」健康本では「絶対」「必ず」といったオールマイティーな「キラキラワード」をちりばめます。そのわりに根拠となるデータは出しません。「私はよくなった」というアネクドータルなエピソード（逸話）がちりばめられているだけです。その逸話もどこまで真実なのかも分かりません。

もし100%病気が治るという素晴らしい食事療法が見つかったのなら、医者はその成果を学術誌に発表するものです。がんが確実に治るとか、絶対に予防できるなんて食事は歴史上まだ発表されたことがありません。そんな素晴らしい方法が発見されたとすれば、これはノーベル医学生理学賞級の大発見です。

そういう学術界の名誉は欲していないのだ、という人もいるかもしれません。しかし、世界中にいる患者さんの恩恵になるのであれば、良心的な医者としては発表する方が理にかなっているでしょう。特別な方法は秘密にしておきたいのでしょうか。だとしたら、「トンデモ本」を出版するのは矛盾です。

学術雑誌に論文を発表するためには査読審査が必要になります。審査の後も専門家による厳しい吟味が続きます。STAP細胞の論文が(ほぼ)捏造であると看破されたのも、論文の読者による厳しい批判的な検証によるものでした。

「健康本」は一般に医学や栄養学の素人を対象に書かれていますから、インチキを書いても気づかれない可能性が高いです。専門家がそれを手に取り、デタラメに気がついたとしても、多くは「相手にするのは面倒くさい」と冷笑してしまいます。

出版社の編集者には内容の妥当性を吟味する義務があるとぼくは個人的には思いますが、残念ながら新書などの編集者のなかには「センセーショナルで面白ければ内容が間違っていてもかまわない」的な人が少なからずいます。彼らは「てにをは」とか「差別用語が入っていないか」みたいな些末なところは厳しくチェックしますが、「内容の妥当性」については無頓着だし、不勉強です。

繰り返します。「がんが絶対に治る」とか「がんにならない」という食事が存在すれば、それは医学上偉大な発見であり、地球上の人々は大きな恩恵を受けることでしょう。そういう食事法を知っている人は、それを世界中の専門家に伝え、その効能を教え、世の中の苦しんでいる患者たちに尽くすのが職業上の義務だと思います。

それができないのは、「そうできない理由」があるからなのだと思います。

†特徴その2　「西洋医学は信用できない」「科学では説明できないこともある」を連発する

これも多いですね。「食事でがんが消える」とかいうと、いかにもオカルトな印象を持ちます。医者などは「そんなバカな」という反応をしがちでしょう。そこででてくるキラキラキーフレーズが「西洋医学は信用できない」「科学では説明できないこともある」です。

確かに、こうした批判は多くの医学者（科学者）には耳の痛いところです。職業的な医学者の多くは「常識の枠」にとらわれ、その枠内でしか研究活動を行わないからです。

そこでは現行のパラダイムの外にある世界は、議論検証の対象にはなりません。あくまでも「今オレがいる世界」が「世界の全て」です。

だから、従来のパラダイムを踏襲するような研究が多くなります。「豚骨ラーメンが美味しい。しかし、ベーコンを具にしてラーメンを作った事例は過去にない。そこで今回我々はベーコンをラーメンに載せてみてその味を検証してみた」というタイプの研究です。確かにベーコン・ラーメンの味の吟味は過去に事例がないですけど、それは「ラーメンは上に具を乗せて食べるものだ」、という「常識的な世界観の枠」を超えるものではありません。

iPS細胞を開発してノーベル医学生理学賞を受賞した山中伸弥教授はこれを「阿倍野の犬」と表現しました。「アメリカの犬がワンと鳴いた」という論文をみて、「じゃ、阿倍野の犬も鳴くか観察しよう」というタイプの研究です。

この手の研究ばかりやっている人は、既存の世界が世界の全てなので、その世界の外にある世界を想像できません。ソクラテスの言う「無知の知」が欠如しているのです。言い換えれば、「井の中の蛙」ということです。

食事をとってカロリーを摂取するのが人の生命維持に欠かせない、というパラダイムにとらわれている人は、食事をとらないという「不食」という現象をイメージできません。「不食は現代医学では説明できない」と全否定します。そして、不食を主張する人たちには「現代医学では説明できないこともある」と逆に反撃されてしまいます。通俗的な医学者はこれに対して理にかなった反論をすることはできません。「あいつらはトンデモだ」と罵倒するくらいが関の山です。これではたがいに自己の正当性を主張し合っているだけで、そこには対話もなく、またなんの前進もありません。

†真のサイエンティストはわからないことに向き合う

しかし、真の科学者は違います。彼らは「現代医学で説明できないことがある」のが「当たり前」だと思っているからです。

彼らは「現在分かっていること」と「分かっていないこと」の境界線に立つフロントランナーたちです。その目線は「今分かっていないこと」に向けられています。それを「分かること」にするために、全力を尽くしているのが本当のサイエンティストです。

ダメ研究者は研究費を獲得したり、大学院生を確保したり、「ネイチャー」や「サイエンス」といった有名雑誌に論文が載ることを「目的」にします。優れた研究者にとって、それは「手段」あるいは「結果」に過ぎません。サイエンスとはラテン語のスキエンス、「知ること」が語源ですから、知りたい、本当のことを知りたい、今分かっていないことを知りたい、という希求が真のサイエンティストを作るのです。今分かっている既存の知識だけで世界を作ってしまえばそれはサイエンティストではなく、単なるサイエンスの評論家に過ぎません。本当はどうなのか「知りたい」と思っていれば、データの捏造なんてできるはずがないのです！　近年科学の世界ではデータの捏造がしばしば指摘されていますが、彼らは真の科学的なマインドを全く持っていないのです。「真実はどこにあるのか知りたい」という精神を持たず、「真実はどうでもよいから、有名雑誌に載りたい」なのですから。

真のサイエンティストにとって、「科学で説明できないことがある」は「そりゃそうですよね。ではどうなっているのか、もっと検証しましょう」という話になるのです。しかし、「トンデモ」健康本の著者たちはほぼ例外なく「真のサイエンティスト」による検証を嫌がります。変ですよね。自説の正しさを証明してくれる手助けをしてくれるというのに、それを拒む何か特別な理由があるのでしょうか。

ちなみに、これはマスメディアにもよく見られる態度です。ぼくはいろいろな取材を各種メディアから受けますが、「記事は必ず見せてください。間違いがあったら訂正しますから」と最初に要請します。ところが、多くのメディアでは「記事はお見せできません」と言われます。

不可思議なことです。マスメディアは「正確な記事を発信する」ことを目的としているはずです。言葉の勘違いや、文脈の取り違えなど、記者が引用方法を間違えることはとても多いです。失礼ながら、社会部の記者はたいてい間違えていますし、科学部の記者でも日本の場合は「正確な記事」が書けないことが多いです。ならば専門家がきちんとチェックを入れるのが当然だと思いますが、編集部の多くはそれを頑なに拒むのです。

それは、彼らが「正確な記事でなくてもよい」と思っているからです。「売れる記事、センセーショナルな内容」を「正確さ」より優先させているのです。彼らの「正確さ」への希求はせいぜい誤字脱字、差別語を入れないといった形式的な部分でしかありません。ぼくは引用部分を閲覧できない場合は取材はお断りしています。ぼくの目的は「正確な情報発信」であり、「メディアに登場すること」ではありませんから。

†西洋医学を貶めても解決はしない

「西洋医学は信用できない」は必ずしも間違いではありません。西洋医学にはできないこともたくさんあります。百戦百勝な全能の医療はありえないのです。

しかし、むしろ「失敗することがある」という正直な吐露こそが西洋医学の誠実さと信憑性を高めているとぼくは思います。「絶対に治ります」と（根拠もなしに）うそぶくトンデモ本よりもずっと信用に値しますけどね。将軍様支持率100％の国は信用に値しないでしょう？

とはいえ、西洋医学に数多くの問題点があるのは、西洋医学を熟知している専門家であるが故に、「そのとおりだ」と認めざるを得ません。

例えば、西洋医学は患者の個別性を無視しがちです。臨床試験という「他者のデータ」を帰納法を使って援用します。その帰納法が目の前の患者にアプライできるかを吟味しなければならない、と教条的には教わるのですが、では具体的にどのような方法論で「患者の個別差」を治療に適用させればよいかについては、まだ確たる方法が確立されていません。

「あなた」に効く薬の吟味の仕方を西洋医学は知りません。平均値としてはよくできているのですが、個別の対応となるとデコボコで、うまくいっているときといかないときがあります。薬の副作用、手術や放射線治療の合併症などと、西洋医学は「裏目」に出ることも多いです。

そのような西洋医学の不完全性、未熟さ、そして副作用のようなリスクに苦しむ人のため、その隙間を埋める代替医療が存在します。代替医療というと東洋のイメージがありますが、西洋にも代替医療はたくさんあり、とくにドイツなどで盛んです。

ぼく自身も漢方薬を処方します。これも「代替医療」のカテゴリーに入れられるでしょう。いわゆる西洋医学だけでは患者さんのニーズを全て満たすことができないため、その隙間を漢方薬で埋めているんです。

しかし、です。西洋医学がパーフェクトでないのは事実として、それが代替医療の完全性を証明するわけではありません。「それ」と「これ」とは同じではないのです。

漢方診療もまた完璧な医療とは言えません。

漢方診療の古典、『傷寒論』の冒頭では張仲景という傷寒論の筆者（と目される人物）の言葉があります。そこには、「自分の一族はもともと多人数で、以前は２００人あまりもいたのだが、建安紀年（１９６年）以来、10年もたたないうちに死亡者は3分の2におよび、死者の70％は傷寒（感染症）によるものであった」と記されています。

つまり、張仲景という漢方診療の達人と目される人の一族であっても病気のために多くの命が奪われてしまったのです。もし漢方薬が１００％、絶対的な効果を持つのならこんな悲劇は起きなかったことでしょう。数千年の歴史を持つ漢方薬であっても「完璧」ではないのです。

もちろん、ぼく自身漢方薬を使っていますから、漢方薬が無価値だとは思いません。医療は白黒はっきりしないことが多く、「完全によい」の否定は「完全に悪い」ではありません。

漢方薬は、いろいろな患者に用いることができます。頭痛の患者、冷え性の患者、疲れている患者、風邪の患者。

しかし、漢方薬では骨折は治せませんし、がんも漢方薬では治りません（西洋医学ががんを完治させることはあります）。多くの重症感染症も漢方薬で治癒に持っていくのはちょっと無理だと思います。ぼく自身、こうした怪我・病気に対しては漢方薬は用いないか、西洋医学を補完する形でしか用いません。漢方薬が比較的得意とする、頭痛、冷え性、疲労なども漢方薬で治せないこともあります。ここでも100％絶対の医療などは存在しないのです。

というわけで、「西洋医学は完璧ではない」はまったくおっしゃる通りなんですが、そのことがその他の医療や食事の完全性を証明することにはならないんです。両者は独立事象ですからね。

他者を貶めることで自らのプレゼンスを高めようという戦術はしばしばいろいろなところで行われますが、本当は他者を貶めても自分は少しも偉くはならないんです（自分の品格を落とすことにはなっても）。

†特徴その3　科学を批判するわりに、科学の権威をありがたがる

「トンデモ」健康本は既存の医学・科学や医者を非難し、「現代医学ではできないことがたくさんあるんだ」というもっともな正論を武器に自説（トンデモな科学）を擁護します。

しかし、そのわりに権威主義的で最新の科学論文を引き合いに出すことが多いです。

例えば、低カロリーの効能を示唆したサルの実験は「トンデモ」健康本にしばしば引用されています。[*1]「不食」、すなわち全然食べないという生き方を紹介する本にすらこうした実験は引用されます。

しかし、そもそも「食べない」という不食と「カロリー減らす」のは同義じゃないんです。異なる「あれ」と「これ」をごちゃごちゃにして議論するのも「トンデモ」健康本の特徴です。

基礎医学の領域では「サイエンス」「ネイチャー」「セル」といった学術雑誌に権威があ

り、臨床領域だと「ニューイングランド・ジャーナル・オブ・メディシン」や「ランセット」などに権威があるとされます。

「トンデモ」健康本はこうした権威ある雑誌の自説を支持する（と解釈できなくもない）論文を繰り返し繰り返し引用します。西洋医学は信用できない、と言っておきながら、案外、西洋医学べったりです。

「マクガバン報告」もしばしば引用されます。これは1970年代に作られたアメリカ人の望ましい栄養と食事に関する報告書で、ここで日本食は高く評価されています。「ほれみろ、日本食万歳じゃないか」というわけです。

1970年代に作られた「マクガバン報告」を現代の眼でどう評価するか、については後述しますが、いずれにしても「トンデモ」健康本の著者たちも心の底から西洋医学や科学が嫌いなのではなく、実はこうした権威に評価されたい、高くみられたいという欲望は人並みに（あるいは人並み以上に）あるんですね。

†特徴その4　しかし、人間に関するデータは少なく、ほとんど動物実験

「トンデモ」健康本は科学的に妥当な内容を扱っていないことが多く、したがって、人間

に実際に役に立つ科学実験を引用、紹介することはほとんどできません。

しかし、有名な科学雑誌の権威は借りたい。仕方がないので「トンデモ」な人たちは動物実験を引用します。ネズミ、サルといった哺乳類からショウジョウバエのような昆虫の実験も自説をサポートするのに活用します。先ほどのカロリーを減らすと長生きできる、もサルの実験です。

しかし、人間はネズミではなく、サルでもなく、ましてやショウジョウバエではありません。ネズミやサルやハエの実験はそのままでは人間には活用できず、必ず人間で再検証することが必須です。

しかし、「トンデモ」なものについては、人間のデータはほとんどでてきません。あるいは「トンデモ」を支持しない反証的なデータが発表されています。

しかし、「トンデモ」な人たちにとって「真実がどこにあるか」は問題ではありません。真実を希求する真のサイエンティストではないからです。要は、自説の役に立つ便利な論文さえ「サクランボ摘み」して、カラフルに飾り立てればよいのですから。「サルで起きたことも、人間ではそうではなかった」みたいな臨床試験の結果は無視されてしまうのです。

科学においてもっとも重要なのは誠実さです。誠実さとは、自分が分かっていないところを素直に認めることです。間違っているときはそれを素直に認め、反省し、そして改善することです。

しかし、「トンデモ」健康本は「絶対に間違えない」ので反省はありません。反省のないところに誠実はありません。「トンデモ」が不誠実なのはその絶対の主張からくる必然なのです。

大谷大学の鷲田清一教授の言葉を思い出してください。「相手の言葉を受けて自分が変わるような覚悟ができている」ことがコミュニケーションの要諦なのでした。「トンデモ」健康本の著者たちは「自分たちが変わる覚悟」は絶対にできていません。自分たちは正しい、絶対に正しい、相手は間違っている、絶対に間違っている、と頑に繰り返すだけなのです。

†西洋人と日本人は違うけれど、同じでもある

「トンデモ」健康本の書き手はしばしば日本人のデータにこだわり、「西洋人のデータは日本人に当てはまるとは限らない、アテにならない」と言います。

それは半分は事実です。西洋人と東洋人では遺伝子や代謝レベルでいろいろな違いがあり、これが健康法や医薬品の効果に影響を与えることはあります。

しかし、西洋人も東洋人も同じ人間である点では違いはありません。異なる点もたくさんありますが、共通点もたくさんあるのです。西洋人に使える医療や栄養法が東洋人にも使えることも多いです。

血圧を下げる薬は白人、黒人、日本人では効き方が微妙に異なることがあります。しかし、「血圧が下がる」という一点においては彼らに違いはありません。あくまでも「程度問題」で、日本人だけ血圧が上がったりはしないのです。

「あなた」に薬や食事の健康効果を確認するためには、その薬や食事をとる「あなた」と、とらない「あなた」の比較が必要です。それは極めて難しいことです。薬を飲みながら、薬を飲まないことはできませんから（ただし、この比較はまったく不可能というわけではありません）。パラレルワールドで「もうひとりの自分」を見つけてこないかぎり、「自分」に対する比較試験は難しいのです。

そこで、我々は「自分」ではなく「他者」を用いて薬や食事法の効果を検証します。1000人、5000人とたくさんの人を集めてきて、半分にわけ、薬を飲む群と飲まない群に分けてその効果の差をみるのです。

しかし、その500人が「あなた」と同じ人である確証はありません。いや、厳密にいえば「同じではない」というべきでしょう。顔も背も価値観も身長も体重も、そして遺伝子構成も違うのですから。

西洋人で行った臨床試験も、日本人で行った臨床試験も、それが「私ではない他者に行った臨床試験」である一点においては違いはありません。東洋人よりも西洋人は「私」より遠い存在かもしれません。しかし、「私でない」という点においては同じなのです。要は「程度問題」なのです。

では、西洋人では使えないという臨床試験が日本人では使える、という確信は何を根拠に得られるのでしょう。

そんな根拠は存在しないのです。「使える」と「使えない」を分断する線は引けません。仮に引いたとしても、それは無根拠に、恣意的に行われたに過ぎないのです。

日本人のデータも「私そのもの」ではありません。だから、「絶対に使える」のではなく、「まあ、使える」とか「けっこう使える」くらいの「程度」であるはずです。ならば、西洋人のデータも「まあまあ、使える」とか「それなりに使える」という言い方をしてもいいではないですか。少なくとも「全く使えない」と断じる根拠には乏しいです。

そして、西洋人のデータは少なくともネズミやサルやショウジョウバエのデータよりははるかにはるかにまし。西洋人のデータをこき下ろしておきながらハエの実験を絶賛するのは価値基準の置き方としては間違っているはずです。

このように「トンデモ」健康本が間違っているのは、その世界観がぼくと違っているからではありません。ロジックの持っていく順番が完全にひっくり返っているから、これは（いかなる価値観の持ち主からみても）やはり間違っているのですね。

†特徴その5　「自然治癒力」「日本古来の」「古代からの」「自然免疫力」「抗酸化作用」といった「キラキラワード」を多用する

これも実に多いです。「自然治癒力を高める」といった言葉は自然派、無添加、無農薬といったナチュラル志向の人たちの魂をくすぐる「キラキラワード」です。

ところで、「自然免疫力」の「自然」はネイチャー（nature）のことではありません。innate immunity、生まれついてもっている免疫力、という意味です。

通常、免疫力は外からやってきた病原体を「学習」して獲得されます。なので、獲得免疫（acquired immunity）と呼ばれます。この免疫力は強力ですが、それを補完する形で

「学習なし」で発動される免疫力があることが近年分かってきました。これが獲得免疫に対する自然免疫です。

しかし、「自然」という日本語がついているといかにも「自然志向」「純粋無垢」といったよいイメージが付いて回ります。ですから、「自然免疫力を上げる食事」などというと自然志向の人はメロメロになってしまいます。その「自然」じゃないんですけどね。「日本古来の食事」とか「古代日本の食事」といったキラキラワードにメロメロになる人も多いです。しかし、古代の食事が体にいいなんて幻想に過ぎません。

縄文時代の日本人の平均寿命は10代前半。全然長生きできないんです。よく「昔の日本人はがんにならない」とか「生活習慣病にならない」とかいう「トンデモ」がいますが、当たり前です。思春期にがんになることはまれですから。古代の日本人は「がんにすらなることができなかった」短命な人たちなんです。

古代の日本人が何を食べていたかについては諸説ありますが、昔の人は火を使っていませんでした。なので、本当にオリジナルな古代の食事にこだわりたければ火を使ってはいけません。しかし、すでに前著『「リスク」の食べ方』で指摘したように、「生食は体に悪い」のです。生肉、生魚、生野菜、生卵など、生の食材には常に感染症のリスクが付きまといますから。もちろん、それは「生物は食べるな」という意味ではありません。でも、生食の健康リスクを甘受し、それを受け入れた上で食べる覚悟が必要です。少なくとも「生だから健康に良い」は間違いなのです。

古代の食事にこだわるなら、調味料もダメです。古代の日本人は味噌や醤油はおろか、塩も砂糖も使わなかったでしょうから。ダシを取るなんてもってのほかです。

縄文人はドングリなどを食べていたそうですが、木の実を加熱も調味料もなしに食べるのはかなり苦痛ですし、多くの現代人ならお腹を壊すことでしょう（ドングリの主成分はほとんど人間では消化吸収できません）。これが「自然な」「古代の」食事というものです。

†そもそも日本食ってどこから来たの

というか、日本人の起源は諸説ありますが、いずれにしてもユーラシア大陸のどこかからやってきたことが分子レベルでは推測されています。「日本人」（のほとんど）はもともとよそ者だったんです。

日本人は遺伝子的に元々大陸の人だったのですから、日本に昔からある食材がその遺伝子にフィットしているという説は無理がないでしょうか。そういう無茶振りなロジックでいうなら、現在の中国とか東南アジアの食材の方が日本人には合っている、ということになってしまいます。これまで述べてきたことを踏まえるなら、そういうこれまた無茶な結論に行き着くはずです。

しかし、実際には日本人の舌にはやはり日本食が一番合うでしょう。中華料理や東南アジアの料理は美味しいですが、我々の体に一番フィットしているとは言いがたいように思います（フィットする人もいるとは思いますが）。遺伝子で全てを説明しようとする還元主義的な態度は、あまり現実を反映していないのですね。

ジャガイモとかトマトなど、多くの食材は外来種です。しかし、われわれはこうした食べものを美味しく食べて、元気に生きています。肉じゃがなんて思い切り「日本食」ですよね。

「昔は日本になかった」というだけでこうした外来種を全否定するのはいかにも狭量な態度だと思います。

ちなみに、ジャガイモもトマトもヨーロッパですら外来種で、「新大陸」からもたらされました。しかし、例えば、トマトのないピザなんて想像できるでしょうか。イタリア料理にとってこうした「外来種」は欠かせないものとなり、それは彼らの文化に深く入り込んでいます。

江戸時代に長生きの秘訣をまとめた『養生訓』を書いた貝原益軒は「昔の人は火をおこすこともできず、食べ物も手に入りにくかったのに、自分は美味しいものを食べられる。このことを感謝しながら食事をとるのが大事だ」と述べました（松田道雄訳、中公文庫、以下同様）。全くその通りだと思います。

我々に必要なのは、遠い眼をしてありもしない「古代からの体に良い食事」を希求することではありません。今、目の前にあるおいしい食事に感謝し、ひもじい思いや凍え死にから回避できる現代の恵まれた生活環境をありがたく甘受することが大事なのです。衣食住、どれをとっても昔よりも今の方が体によいのです。

現代の恵まれた衣食住環境に感謝する。そのような安らかな心こそが、健康にとってもとても重要だとぼくは思います。昔は良かった、現代はあの問題があり、この問題があり、まったく未来に希望がない。こんなふうに不満を溜め込み、ストレスを溜め込み、あちこちにケチをつけまくってイライラするような生活だと、どんなに「健康によい」食事をとっても健康にはなれません。

いや、仮にたとえその結果、健康体を手に入れたとしても、ブツブツ文句ばかりの毎日ではその人は不幸です。楽しくない人生を長生きしたって仕方がないとぼくは思います。

人間は病気にならないために、長生きするために生きているのではないのですから。

†特徴その6　論理の飛躍、拡大解釈、過度の一般化

まあ、これが「トンデモ」本のトンデモたる根拠でしょう。

ツイッターでネトウヨの人が（たぶん）韓国や中国を罵倒するつぶやきをよく耳にします。ぼくはいじめや差別が大嫌いなので彼らを批判します。

ある日、ぼくがヘイト・スピーチを行う在特会（在日特権を許さない市民の会）を批判するコメントをしました。すると、

「韓国人はほぼ全員サイコパス傾向がある」

というツイートを自称精神科医（@ptamagop）がしました（2014年10月21日）。

本名はわかりません。だいたいこういうツイートをするのは匿名と決まっています。まあ、素人の方が匿名のツイートをするのはある程度しようがないと思いますが、プロの精神科医がこのような暴言を匿名で発言するのは職業倫理に悖る行為だと思います。

哲学者のショーペンハウアーは匿名の記述に厳しい人でした。

ならず者、名乗りをあげよ。堂々と顔をみせて悠然と歩く者に、覆面し変装して、とつぜん襲いかかるとは、ちゃんとした男のすることではない。

「名乗り出よ、ごろつき。さもなければ沈黙をまもれ」が合い言葉でなければならない。署名のない批評に対して、ただちに「詐欺師」という言葉を補ってかまわない。

ショーペンハウアー「著述と文体について」(『読書について』光文社古典新訳文庫)

まあ、ぼくはショーペンハウアーさんほど厳しくはないですが、しかしプロが発言するときはその発言に責任を持つ、「私が何者であるか」はっきりさせることは重要だと思います(なので芸名は否定しません。芸名であっても「その人が何者であるか」ははっきりしていますから)。

さて、「韓国人はほぼ全員サイコパス(精神病質)傾向」というツイートに対し、ぼくは「それはデマである」とはっきり言いました。ツイッターはデマが拡散しやすいという欠点を持っていますが、逆に「この人の言うことはデマである」と即座に訂正、否定し「晒す」ことが可能です。そして、このようなデマは細かく辛抱強く否定し続けることが大事です。

さて、この「自称」精神科医はこれを受けて、ぼくに「これみてみ」とひとつの論文を紹介しました。それは韓国の精神疾患患者12名と健康な人12名の比較試験でした。[*2]

もちろん、12名の患者のデータを見たからといって韓国人が「ほぼ全員サイコパス傾向」というのは論理の飛躍に過ぎます。というか、この研究では（おそらく韓国内の）健康な人12名をコントロール、すなわち精神疾患を持たない比較対照群に挙げています。「精神疾患を持たない」対照群が存在するという時点で「韓国において精神科的に健康な人が12名いた」証明になっています。語るに落ちるとはこのことです。

そもそも、ある属性を持っているという理由で差別したりヘイト・スピーチを正当化するという考え方そのものがよくありません。仮にある民族や国民がべつの民族や国民よりも優れていない属性があったとしても、それは差別や罵倒を正当化しません。

日本や韓国といった東アジア人は（現段階で）他の国々よりもサッカー下手ですけど、それを集団レベルでの差別や罵倒の根拠にしてはいけません。現実に香川真司や朴智星、澤穂希といった世界に通用する「例外」は存在するのですから。ここでも「過度の一般化」は禁物なのです。

ちょっと話がずれちゃいました。いずれにしても、「トンデモ」健康本は関係のない、関係性の低いトピックから飛躍させて過度の一般化を行うのが常です。「ネズミやサルのカロリーを減らすと長生きできた」という実験から「何も食べなくても健康になれる」という極論に飛躍します。わずかな観察データを針小棒大に語り、限定的な情報を根拠なく一般化するのです。極端な帰納法信憑と言い換えても良いでしょう。

以上、「トンデモ」健康本を「トンデモ」たらしめる特徴について簡単にまとめてみました。他にも「トンデモ」健康本にはいろいろ特徴がありますが、それはこれから各論的に、具体的にその事例を検証していくうえで紹介することにいたしましょう。

第三章 「トンデモ」情報に振り回されないために

†ビタミンCは「風邪に効く」のか

では、具体的に「トンデモ」健康本の検証を行ってみることにいたしましょう。

例えば、前掲の山崎広治著『働く男女のための栄養学入門』。「出世を手助けする食べ物」、「部下の扱いがうまくいく食べ物」、「衝動買いを予防する食べ物」、「頭脳明晰にする食べ物」、「運動会で1位をとれるお弁当」などを紹介する、いかにもな「トンデモ」本です。

さて、同書の中に、

風邪に効く食べ物

という項があります（155頁）。そこでは「炭水化物のご飯やうどんを、栄養価の高い卵でとじる」とか「低脂肪で高タンパク質の白身魚や鶏ささみ、豆腐などをプラス」、「カロテンやビタミンCが豊富なほうれん草やカブの葉っぱ、ニンジンやブロッコリーをさらに加えてみる」と書かれています。

ぼくも、風邪をひいた時にこうした食べ物を食べてはいけないとは思いません。しかし、こうした食べ物が「風邪に効く」などという科学的なデータは皆無です。この本にも、研究データの引用はひとつもありません。観念的でもっともらしいアイディアを紹介しているだけです。

ビタミンCが豊富な……なんていうといかにも説得力が高い印象を与えますが、実は風邪をひいたあとでビタミンCを摂取しても、その風邪がよくなるわけではありません。これまでに行われた臨床研究をすべて集めて分析した結果、ビタミンCが風邪の治りをよくするという結論は得られませんでした。[*1]

ただし、ビタミンCが全く役立たずなわけではありません。定期的にビタミンCを摂取することによって、風邪の症状のでる期間を短縮させることが可能だというデータがあります（前掲）。また、マラソンランナーや戦士といった特殊な集団においてはビタミンCの定期摂取は風邪にかかりにくくする効果もあるそうです。逆に、こうした特殊な集団でない場合は、ビタミンCの定期摂取は風邪にかかりにくくするという効果は得られませんでした。

†基礎医学と臨床医学の差は大きい

それとは別に、ビタミンCが免疫細胞の白血球を活性化させてくれるという実験室のデータはあります。*2 しかし、実験レベルのデータと生身の人間のデータをごちゃごちゃにしてはいけません。人間は試験管ではありません。試験管の中で起きることと、生身の人間の身体で起きることは必ずしも同じではないのです。

微細な白血球の活動を研究活動は詳細に突き止めようとします。それは科学という学問の中では価値の高いことです。しかし、多くのデータは微細すぎて「大きな」人間の営為にまで影響を及ぼしません。

例えば、毛髪の細胞を活性化させる物質みたいなものが「実験室で」開発されたとしましょう。

それは科学的には重要な発見です。しかし、もしその薬で髪の毛が0・5㎜しか伸びなかったらどうでしょう。それは「毛生え薬」としてはほとんど無力なのではないでしょうか。

このように、科学的な発見、実験室的な成果も、実際の人間の生活には直接役に立たないものはたくさんあります。いや、医学的な発見のほとんどはそうなのです。また、仮に効果が大きくても副作用が強すぎて実用できないような発見も多いです。

もちろん、これは基礎医学レベルの実験の価値をおとしめるものではありません。そのようなたくさんの研究活動がなされるからこそ、その中に（わずかながらの）人類の役に立つ本当に有用な成果が生まれてくるのですから。

このような例として遠藤章氏のコレステロールを下げる「スタチン」の発見をあげることができます。ノーベル賞ものの偉大なる業績です。

なぜ遠藤氏がノーベル賞候補になったかというと、その基礎医学的な業績が何十年たったのちの現在も臨床現場で人の健康に貢献しているからです。射程の長い大発見なのです。臨床医学は基礎医学の業績の恩恵を受けて初めて存在可能です。臨床家は決して基礎医学をないがしろにしてはなりません。

しかし、そのことは「基礎医学の知見はそのまま臨床に使ってよい」という意味でもありません。スタチンの有用性についても長い大規模な臨床試験を必要としました。遠藤氏自身、自分の業績が臨床現場に生かされるためには臨床試験が必須だと認識していました（遠藤章著『新薬スタチンの発見』岩波科学ライブラリー）。

食品やその中の栄養素も基礎医学レベルでは人間の細胞に影響を与えるものは多いです。しかし、実生活に役に立つレベルでその食品や栄養素がインパクトを持つことはそんなに大きくありません。その実証には長い、大規模の臨床試験を必要とします。

基礎医学者のほとんどはとても誠実な人たちですが、中にはよこしまな人もいて、自分たちの「実験室の中の」成果を針小棒大に拡大解釈して、「健康に良い」といった食品やサプリメントを売りつけて金儲けの道具にしたり、本を書いて宣伝したりしています。自分たちの知の限界を認識しない、非常に非科学的な態度です。彼等は科学者ではなく、単に科学を悪用している科学屋なのだと断じざるをえません。

ビタミンCはもちろん大事です。ビタミンCが皆無な食事を続けていると、出血しやすくなる壊血病の原因にもなります。

しかし、「ビタミンCは大事」がいつのまにか「ビタミンC万歳」になり、「ビタミンCは風邪に効く」といった「デマ」に転化させないことです。この手の贔屓の引き倒しは、「トンデモ」健康本に非常によくみられるのです。

†「自然免疫力」は「自然」とは関係ない、という話

次に、新谷弘実著『新谷式　病気にならない食べ方の習慣』（アスコム）という本を検討します。同書は「免疫力を高めれば病気にならない！」と称して「自然免疫力」を高める食事をすすめています。

自然免疫力を賞賛する「トンデモ」健康本は多いです。「自然」というキラキラワードが、その手の人たちに魅力的に響くだからでしょう。人工的、現代科学的な汚染被害を受けていない純粋な自然免疫力ってイメージです。

しかし前述のように、ここでいう「自然免疫」の「自然」とは英語の nature のことではありません。「自然環境」という使い方をする「自然」とは別物なのです。

英語で免疫のことを immunity といいます。「自然免疫」は innate immunity です。innate というのは「生まれもった」という意味です。誤解を与えやすいため、「自然免疫」はあまりいい訳語ではないと思います。

「一般的な」免疫能力は獲得免疫と言います。英語では acquired immunity といいます。この免疫能力は病原体が体に入ってきてから、その刺激により、「あとで」強くなる免疫能力です。

「はしか」にかかると二度とはしかにかからないのは、はしか（麻疹ウイルス）の免疫記憶のおかげです。予防接種（ワクチン）は人工的にこの免疫記憶を高めてやり、効果が出るのです。

それに対して、innate immunity、「自然免疫」は、病原体の曝露がなくても発動する免疫能力です。この免疫力の存在は獲得免疫よりも後で知られるようになり、免疫学の領域では注目を集めている研究対象です。

病原体ひとつひとつに効く免疫は麻薬Gメンやマル暴のような特殊部隊にたとえられます。一方、いろいろな病原体に広く対応できる自然免疫は交番のおまわりさんにたとえても良いかもしれません。

ただし、これは「広く薄く」の免疫力なので、決して強い免疫力ではありません。免疫力そのものでいうと、獲得免疫の方がずっとその力は強いのです。

†古いからといって自然免疫が強いとは限らない

ぼくも医学生時代、自然免疫力をになう主力細胞のひとつ、NK細胞の活性をあげる研究に参加していた時期があります。[*3] こうした研究の結果、漢方薬とか生活習慣でNK細胞の活性は上がることがわかりました。

しかし、すでに述べたように、それはそんなに強い免疫力ではありません。例えば、NK細胞活性を上げる漢方薬で、肺癌患者の腫瘍マーカー（血液検査）を改善させたり、食欲が増したりといったマイルドな効果が期待できますが、肺癌そのものが治るわけではありません。*4「自然免疫力を高めて病気がゼロ」というのは高望みというものなのです。

しかし、「トンデモ」健康本はこの自然免疫に特別な意味を賦与します。

例えば、この新谷氏の著書では自然免疫を「免疫細胞よりもっと古い時代から引き継がれてきた」とか、「単細胞生物の時代から備わってきた原始的な免疫機能」といい（16頁）、「原始」「古い時代」というキラキラなキーワードを連発して、いかにも身体に良さそうな印象を醸し出します。「本来の免疫力」という表現も用いています。

自然免疫の方が獲得免疫よりも古かったという証明はなされていませんが、その可能性はあるかもしれません。しかし、進化の過程では古いものほど悪く、新しくなるほどよいものの可能性が高いです。そうでなければ「進化」ではなく「退化」ですからね。少なくとも「古いほうが良い」というのは理にかなっておらず根拠薄弱です。「自然」「原始」「太古の昔から」といったキラキラワードは人を魅了しますが、古いこと「そのもの」が自然免疫の優位性をもたらすわけではないのです。

新谷氏は「ワクチンを打っても感染症にかかることがある」「抗生物質でも治せない病気がある」と説きます。まったくそのとおりです。しかし、この勢いで「だから自然免疫を高めれば良いのだ」という、「トンデモ」本にありがちな論理の飛躍に走ります。自然免疫があっても感染症にかかり、自然免疫でも治せない病気があるという事実は捨象してしまうのです。

ひとつの原則をAには適用してBでは捨ててしまうのは、科学的な態度ではありません。新谷氏がこれを知らずにやっているとしたら医学者・科学者としての知性にかなり問題があると思います。知っていてやっているとしたら倫理的に非常に悪質だと思います。

よって医学者（科学者）としての資質・能力には大きな問題がありますが、詐欺師としては一流なのかもしれません。たくみに虚実を織り交ぜて人をだますのが詐欺師の常套手段ですから。

†実験室での結果を現実に適用してはいけない

新谷氏は「酵素をたくさん含む食事」やサプリメントなどで感染症やがんにならなくなり、うつ病も改善すると主張します。

例えば、ビタミンCやEといった抗酸化作用のある食べ物をたくさん採ればがんを防ぐことができる、と書かれています（147頁）。同様の主張は実は世界中で見られる主張です。

たしかに、「実験室レベル」では活性酸素ががん細胞を生み出す一因にはなっています。抗酸化作用のあるビタミンなどは活性酸素を阻害しますから、「理屈の上では」がん予防に役立つような気がします。

しかしながら、ここでも実験室と人は同じではありません。抗酸化作用を持つビタミンなどで死亡率は下がらないというメタ分析が近年なされています。むしろ、定期的なビタミンE摂取はむしろ死亡率を高めてしまいます。[*5] 新谷氏の専門領域である消化器系のがんについても、抗酸化作用をもつサプリメントにがんの予防効果はなく、ベータカロテン、ビタミンA、ビタミンEを併用するとむしろ死亡率が高まることが示されました。[*6] ビタミンAやビタミンEのような脂溶性ビタミンは過量に摂取すると体内に蓄積され、むしろ毒性のほうが強く出てしまうんですね。

また、新谷氏は「私たちの食生活には、サプリメントが欠かせない」（150頁）と主張しますが、これも間違いです。例えば、マルチビタミン、マルチミネラルのサプリメントは死亡率に影響を与えないというメタ分析も出ています。[*7] 世界がん研究基金（WCRF）と米国がん研究協会（AICR）はサプリメントの採り過ぎはむしろがんを増やすと、これをいさめています。[*8]

新谷氏が主張する「病気にならない食事」というのはありえない幻想に過ぎません。どんな食事も病気のリスクをゼロにすることはできません。逆に、どのような食事であっても必ず病気の原因になるというものもないのです。

†「現代医療ではなおせない」はむしろ健康の害になる

次に、﨑谷博征著『この4つを食べなければ病気にならない』（主婦と生活社）。同書の著者は脳外科医だそうです。いきなり「西洋医学は病気を治せない！　病気を治すのは原始人食と自然治癒力」（2頁）と「トンデモ」ワード全開です。

そして、「1万年以上前の人類には、慢性疾患が存在していなかった」（6頁）と例によって「昔はよかった」の罠にはまります。まあ、本当に慢性疾患が存在しなかったかどうかは定かではありませんが。高血圧や糖尿病、コレステロールの病気やうつ病といった慢性疾患が「なかった」という証明はどこから出て来たのでしょうね。

そして、肉、魚介類、野菜、果物を食べていれば病気にならないと主張します。穀類、豆類、乳製品、加工食品は食べてはいけない、という根拠もそこから来ています。

原始人のやり方が正しい、という前提がそもそも間違っていると思います。が、すでに指摘したようにこのようなロジックはすぐに破綻します。仮にこの仮説を認めたとして、こうした食材は生で食べなければいけません。火を通すとたんぱく質などは変成しますから。塩やだしで味付けしてもいけません。それこそ「原始人の食事」というものです。まあ、「古代人の食事」を謳っておきながら、くだものはミキサーでピュレをつくったり、蒸したりオムレツを作ったり、本書では言ってることとやってることは全然噛み合っていません。

こういうタイプの「現代医療ではなおせない」と脅すタイプの本はまあ、役に立ちません。こういう食事で現代人は病気になると脅かされて、かえって健康の害になります。

†断食したハエが記憶力がよくても、それを人間に適用していいのか

船瀬俊介氏は食品、医療、環境問題を題材にするジャーナリストで、「トンデモ」本書きの常連です。彼も『3日食べなきゃ、7割治る!』(三五館)という食に関する健康本

を上梓しています。

これは断食（ファスティング）で風邪、腹痛、下痢、頭痛、便秘、アトピー、水虫、腰痛、うつ、糖尿病、心臓病、肝臓病、透析患者まで治ると謳っています（3頁）。何のことかと思えば、例のカロリー制限をすると長生きできた動物実験の話でした。みなさん、現代医学を散々罵倒する割には、最新医学の実験にはご執心です。

しかし、こうした実験は同書が主張するような「万病を治す」（15頁）こととは何の関係もありません。やはり、「体毒を追い出す」とか「自然治癒力」というトンデモ的なキャッチフレーズで読者を煙に巻きます。

32頁にはショウジョウバエの実験が有名な「サイエンス」に載り、絶食させたハエは記憶力が高かった、という実験結果を報告します。そして、「だから「朝食抜きの空腹時のほうが頭が働く」ことが科学的に証明されたのです」（34頁）と続けます。

もちろん、ハエの実験で「朝食抜きの空腹時の方が頭が働く」ことが証明されたわけではありません。というか、「科学的に証明する」という意味を船瀬氏は全く理解していません。

船瀬氏は「「自然医学」の大家・森下敬一博士」の「断言」、「万病の原因は血液の汚れである」を引用し「つまり「ドロドロの血液が万病を引き起こす」のです」、と述べています（39頁）。しかし、そもそも「ドロドロの血液」とは何のことでしょうか。そんなものは存在しないのです。この「血液サラサラ」、「血液ドロドロ」はよくテレビとか通俗的な健康雑誌で持ち出される用語ですが、現実には血液は「サラサラ」とか「ドロドロ」になるわけではありません。まして「汚れ」とは何の関係もありません。

「血液を浄化すれば万病は治る」→「血液浄化のベスト方法は断食である」→「よって、断食は万病を治す妙法である」。この三段論法が成立します（同頁）、と述べるのです。

もちろん、こんな三段論法は成立しません。前提の「血液を浄化すれば万病が治る」が間違いであり（血液の「汚れ」は関係ないから）、「血液浄化のベスト方法は断食である」が間違いであり（というか、血液浄化ってなんなんでしょうね）、したがって、そのような結論は導けないからです。あとはお決まりの、「デトックス効果」「自然治癒力をあげる」「活性酸素を減らす」といったキラキラワードの連打です。

ただし、（たいていの「トンデモ」本がそうであるように）本書の全てがデタラメ、というわけでもありません。例えば同書では「笑いで免疫力が上がる」という主張をしています（162頁）。この主張についてはぼくもわりと同意見です。というのは、ぼくが診ている免疫の弱ったエイズ患者たちは、楽観的で明るい人ほど、悲観的で落ち込んだ人より治療効果がよいような印象があるからです。

もっとも、これを支持する研究データはほとんど存在しません。なにしろ、「笑い」についての動物実験は難しいですし（ショウジョウバエではできないでしょうね）。人の実験も難しいですね。日夜ずっと「笑い」を観察するのも大変ですし、作り笑いと本気の笑いを区別するのも難しそうです。ぼくの診ている患者さんも、明るくて前向きな人ほど治療がうまくいく印象を得ていますが、もしかしたらそれはぼくの勘違いで、治療がうまくいっているから明るくて前向きでいられるのかもしれません（この手の因果の取り違えは、医者のよくやるエラーです）。

というわけで、同書のなかにも傾聴に値する部分はありますが、その大体はデタラメで、そのデタラメは「現代科学では説明できない」ためではなく、「現代科学の応用のしかたがデタラメ」なためです。

†医者がいうからといって信じてはいけない

内海聡氏も、論理の飛躍が多いトンデモ本を連作する医師です。

『1日3食をやめなさい！』（あさ出版）では、「食べ過ぎが不健康の原因」というしごくまっとうな前提から「だから1日3食はよくない」という極論に飛躍します。相撲取りなどは1日2食で大喰らいですから、カロリー摂取量と「1日3食」は直接関係ないんですが。

内海氏は、人間は飢餓がベースなのだから飽食は良くない（32頁）、といういかにも自然派が泣いてよろこびそうなロジックを展開します。

しかし、現代でも5歳以下の小児の死亡の約45％は栄養不足が原因であり、その数は毎年100万人以上です。[*9] こういう事実を（たぶん意図的に）隠蔽しながら牽強付会に「栄養過多はよくない」と主張するのが、内海氏の常套手段です。

内海氏は「100年前のがんの発症率は、いまの10分の1以下だったというデータがある」（50頁）といい、「昔はよかった」「現代はよくない」という印象を与えています。

この「昔はがんがなかった」というロジックは「トンデモ」健康本によく見られる主張ですが、しかし間違いです。

明治24～31年の平均余命は男性で42・8歳、女性で44・3歳でした。[*10] 大多数のがんは50歳以上の高齢者に発症しますから、寿命が短い時代にがんが少なかったのは当たり前です。

内海氏は、昔は乳幼児死亡が多かったから「平均値」だけでものをいうのは間違いだ、と指摘します(46頁)。それはおっしゃるとおりなのですが、例えば明治24〜31年の65歳男性の平均余命は10・2年、女性のそれは11・4年でした。これが平成19年になると男性で17・54年、女性で22・42年となっています。

平均余命とは、その年齢に至った時点での残りの寿命の平均値です。平均余命40年ちょっとの明治時代に65歳まで生き延びた人はかなり健康ないわば「エリート」たちです。明治時代には、そのような屈強な人たちも10年ちょっとしか余命がなかったのです。しかし、21世紀における65歳たちはもっと健康で、より長く生きることができます。女性など、倍近く余命が伸びているのです(前掲)。

昔は良かった、という内海氏のロジックは我々の感情に共感を与えます。しかし、現実には現代人の方が昔の人よりもずっと健康なのです。たとえ、が、ん、が、増、え、た、と、し、て、も、そうなのです。

†昔の人はいまより老化が早かった?

昔の人よりも現代人のほうが「健康」なのは量的な吟味だけではなく、質的にも例証することができます。

手塚治虫の『やけっぱちのマリア』という漫画があります。少年がダッチワイフに恋をするという変わった漫画で、性教育のテキストとも言えます。

なんでこの漫画を紹介するのかというと、このマンガの中に興味深い点があったからです。ある場面で、生まれてから年をとるまでの男女の違いを紹介しているのです。手塚氏はおそらく、第二次性徴・思春期から、老いに至るまでの男女差を示したかったんですね。

これによると、男女は生まれてから10歳くらいまでは同じように生活します。が、その後思春期を迎え、男子はノドボトケが出て、声変わり、ヒゲが生えてきて、顔がごつごつしてたくましくなり、スネ毛も生えてきます。腕っ節が強くなり、顔が浅黒くなります（あくまで、手塚氏の描写です）。女子はアンネ（生理のこと。死語ですね～）がきて、ボイン（これも死語ですね）がふくれてきて、20歳になると結婚してもよくなり、25歳までに結婚しないとオールドミスです（しつこいようですが、あくまで、手塚氏の描写です）。

30歳になると男性は下腹が出てきて、35歳になるとしわが出てきて、貫禄とともに疲れやすくなり、45歳でロマンスグレー、50歳で老眼になって腰が曲がり、あたまもはげ上がり、60歳になると入れ歯で「ふがふが」しています。女性は30歳で出産して急に「おかあさん」タイプになり、40歳でサザエさんパーマででっぷり太り、45歳でしわが増えて更年期を迎え、50歳でやはり老眼になって腰が曲がり、以下同文です。

このマンガが連載されたのが昭和45年（１９７０年）、ぼくが生まれる前の年のことです。どうです、みなさん。興味深くありませんか。昭和40年代の日本人の年の取り方は、手塚氏の観察でいうと（それは余人の到底及ばない超人的な観察力ですが）、現代人のそれよりかなり早いのです。現代では、50代の男女で腰が曲がっている人なんてほとんどみませんから。

これはぼくが医者になった１９９０年代からの短期間でも実感します。ぼくが医者になったばかりのころは、80代の患者はかなりの「高齢者」でした。しかし、現在外来受診してくる80代の患者の多くは驚くほど若々しく元気で、ぼくが医者になったばかりの頃の60代かそこらの患者と同じように見えます。

量的に日本人の寿命は延びており、それは新生児死亡率の低下などだけでは説明ができません（高齢者の平均余命も伸びていますから）。そして、質的にも日本人は昔の日本人よりも健康になっているのです。「現代の日本人は科学や食品添加物や抗生物質やあれやこれやでどんどん不健康になっている」というありがちな「トンデモ」健康本の主張は誤謬に過ぎないのです。

ただ、内海氏は「「日本の野菜は安全」という思い込みは、とんだカンチガイ」とか、「運動し過ぎると体によくない」と、なかなか鋭い指摘もしています。例えば、フルマラソンは心停止や電解質異常、膝などの怪我の原因にもなり、健康に良いというよりはむしろ悪影響のリスクが高いと思います（もっとも、ぼくは走るのが楽しくて好きなのでフルマラソンは否定しません）。「季節に合ったものを食べる」という主張（206頁）は、ぼくも後述するようにまったく同意見です。

基本的にこの著者は妥当なこととトンデモなことをほどよく織り交ぜて書いているんですね。

ぼくは内海氏にはお会いしたことはありませんが、文面から推測するに彼はいわゆる「詐欺師」ではないと思います。わざとデマを広げて金儲けしてやろうとか、有名になってやろうという邪心が彼の主張をドライブしているのではないと思います。本心から良心的に人々の健康について考え、自説を展開している（ただし、間違っている）。そういうことだと思います。

†コレステロールが高いと危険は嘘も嘘！

内海聡氏の「トンデモ」著作は数多くありますが、もう1冊、食に関係したものとして『医者いらずの食』(KIRASIENNE) があります。

同書でも、内海氏はなかなか鋭いコメントをしています。例えば、同書の冒頭で「正の不存在」という概念を紹介しています。「人間の行動はいつも正しいとは限らない。にもかかわらず、人間はいつも自分が正しいと主張する。このことは私にとって、常に軽蔑の対象として映るのだ」(15頁)。全くおっしゃるとおりと思います。

他にも内海氏はよいことを言っています。例えば、「人々は体の声を聞かず、脳の欲望に負けているのが現実である」(21頁)。おっしゃる通りだと思います。ぼくはまたこれに、「身体の声を聞かず、知識に負けてしまっている」を付け加えたいと思います。

原理原則的なところでは内海氏の思想は共感できるところが多いです。ただ、そこから先は極論、論理の飛躍、陰謀論の乱用が目立ちます。例えば、

現在、食と呼ばれるものはすべて大企業や生産者や販売業者の都合に支配されている。

（中略）それらはすべて体のことを考えて作られているのではない。（21頁）

このように、「すべて」という言葉を多用し、過度な一般化を行うのが内海氏のやり方です。まさに内海氏の言う「いつも自分が正しいと主張する」です。

確かに大企業や生産者や販売業者のすべてが消費者の健康や安全に気を遣っているとは言えませんが、彼らがまったく消費者の体に無頓着というのも言い過ぎです。消費者に健康被害が生じれば彼らの責任問題にもなりますから。

だから、内海氏はもうちょっと自説に抑えを利かせ、その制限を認め、その例外を認め、極論を廃し、そのロジックをもう少し精緻にすればかなり信憑性の高い主張になるとぼくは思います。まあ、極論を止めると本の売れ行きは落ちると思いますが、そんなこと、どうでもいいじゃないですか。

では、具体的に内海氏の「極論」を例示します。例えば、

「コレステロール値が高いと危険である」というのはまったくの嘘なのだ（31頁）。

この意見も、内海氏的に言えば「まったくの嘘」です。

確かに、微妙なコレステロールの異常に振り回されるのはどうかと思いますし、コレステロールの異常即病気と考えるのはやり過ぎです。健康診断でちょっとコレステロールが高くなったといって心配で青くなっている患者さんを見ると気の毒になります（気にする必要はないのですが）。

しかしながら、コレステロールがあまりに高いまま放っておくと、心血管系の病気にかかりやすく、そのために死亡率も増します。コレステロールの値が高くなればなるほどリスクは高まります。[*11] コレステロールが高すぎるのは危険なんです。ここでも「程度問題」なんですね。

内海氏の言うように「まったくの嘘」というのは「まったくの嘘」なのです。

ただし、高齢者においては高いコレステロールと心疾患、脳卒中、死亡率のリスクは「あるんだけれどもそれほどでもない」と言われています。[*12] ですから高齢者の場合、ぼくはコレステロールはあまり気にしすぎないように患者さんに申し上げています。

ちなみに、高齢者の場合、いわゆる悪玉コレステロール（LDL）が低すぎるとこれもまた死亡率が高まることが示唆されています。[13] コレステロールが高すぎても低すぎても死亡率が高まる、いわゆる「Jカーブ」と呼ばれる現象です。

これをうけて「トンデモ」健康本は「だからコレステロールが高くてもよいのだ」という根拠にしたりしますが、もちろんそういう話ではありません。高すぎても、低すぎてもだめなのです。

要するに、このことは「なんでも極端はだめ」ということを意味しています。内海氏の「極論」が間違っているのは当然なのですね。

内海氏は「要するに「コレステロールが高いと危険である」というのは、動脈硬化関連疾患を扱う病院による患者を増やすための方便なのだ」と「トンデモ」本にありがちな陰謀論を打ち出しますが（32頁）、もちろんそんなのはデタラメです。

ちなみに、コレステロールを下げる薬の代表格は「スタチン」といいます。遠藤章氏が発見したという話はすでにしました。その効果は、心筋梗塞や脳卒中のリスクが高い人には死亡率を低める効果が示されています。ただし、リスクの低い人だと薬の副作用のリスクが増します。[14] だから、ぼくもスタチンをリスクの高い人には用い、そうでない人には使っていません。

薬とは本来「そういうもの」なのだと思います。

内海氏はすぐに薬を悪者にしますが、薬はハサミと同じで「よくも」「悪くも」ありません。要は使い方の問題です。患者さんによってはスタチンは命を守る恩恵になりますし、患者さんによっては不要、場合によっては（副作用のために）有害な存在になるのです。

残念ながら日本の医者のなかには患者さんの区別をせずに、無差別に薬を出す人がわりといます。だから、スタチンを必要としない、あるいはスタチンの副作用で苦しむような人にもスタチンを出してしまっています。そのへんは日本医療の重大な欠点であり、内海氏の批判も首肯できる部分もあります。

しかし、かといって薬全否定はやり過ぎです。内海氏は引用文献を示さずにこういう勝手なことを言いますが、これが「トンデモ」の「トンデモ」たる所以なのですね。

ところで、内海氏はスタチンはがんのリスクを増やすと指摘しています（32頁）。

確かにスタチンががんのリスクを増すという研究はありますが、そうでないという研究もあります。ここはもめている段階です。がんのリスクが増すかもという研究[*15]もあれば、がんのリスクを増さないという研究[*16]もあります。

また、スタチンが胃がんを減らすとか、[17]肝臓がんを減らすという研究[18]もあり、スタチンとがんの関係は簡単には分かりません。

この「分からないことが分かる」、というのが大事なのです。分からないことが分かる。すなわちソクラテスのいう「無知の知」です。真に科学的な態度です。自分に都合の良い研究データだけ孫引きして、都合の悪いデータは隠蔽したり無視してはいけないんです。自説に都合の良い研究だけをつまみ食いする科学者医学者は科学的な態度を取れていない、ということになります。

†トランス脂肪酸という概念のひとり歩き

内海氏はトランス脂肪酸は健康にまったく寄与しない（142頁）とも言います。化学物質の二重結合ではトランスとシスというのがあり、トランス脂肪酸は脂肪酸の二重結合がトランス形になっているものです。これが（いわゆる）悪玉コレステロール（LDL）を増やし、善玉コレステロール（HDL）を減らすという研究が1990年に発表され、トランス脂肪酸はよくない、という論調が高まりました。[19]トランス脂肪酸は天然の植物油にはほとんどなく、マーガリンやファットスプレッドなどに含まれており、これらを加工した菓子パンやドーナツ、ケーキ、揚げ物などに含まれています。

しかしながら、多くの研究では実際に食べられないくらいの大量のトランス脂肪酸を用いて健康への悪影響の関連を見いだしており、「極論」の原因となっています。[*20] また、（内海氏自身がそう言っているように）コレステロール値が変わることと、実際に人間の健康に悪影響が出るかは別問題です。血液検査を正常化するために人間は生きているのではありませんから。

極端に菓子パン、ケーキ、ドーナツばかり食べている食生活はよくないと思います。が、ちょっと食べるくらいだったら別に問題ないのです。甘味料とか、トランス脂肪酸については「定期的に大量に長期的に」とらない、という姿勢が大事です。たまにドーナツを食べるくらい、全然健康を悪くはしません。

子どもが誕生日にバースデーケーキを食べるとき、「いやいや、それはトランス脂肪酸が入っているから食べてはいけない」などという大人は、健康を科学ではなく、観念で扱っています。「トランス脂肪酸」という記号と観念だけでものごとを判断しているのです。年にいっぺん食べるバースデーケーキは健康に害を及ぼしません。そのような残酷なことを子どもに言う大人にだけはなりたくないものです。

†健康ヒステリーを広めてはいけない

同書では「電子レンジが不健康を作る」ともいいます（222頁）。それは電子レンジがコレステロールを上げたり、白血球数が増加したり、赤血球が大幅に減少したりするからなのだそうです。

しかし、ここでもコレステロールが上がってもかまわないと言っていたのは内海氏自身です。血球数の変化は健康そのものとは無関係です。ちなみに、ぼくはほぼ毎日のように電子レンジを使っていますが、白血球も赤血球も正常なままで善玉コレステロール（HDL）は高く、悪玉コレステロール（LDL）は低いままです。内海氏のように「自称料理研究家が毎日電子レンジであなた方を不健康にするための作戦を練っている」といった陰謀論を真に受ける気にはなれません。

ぼくが「トンデモ」健康本に批判的なのは、単にそれが科学的に妥当ではないからだけではありません。

「トンデモ」健康本は極論を断言口調で使う傾向にあります。それは一種の脅し文句です。トランス脂肪酸を食べると不健康になるぞ、電子レンジを使うと不健康になるぞと人々を脅します。医学や栄養学を学んでいない一般の人たちはその脅迫に怯えます。子どもを持つ親たちは子どものためを思って怯えます。その怯えがヒステリーにまで発展することがあります。そして、「そんなものを食べると健康になれない」といって他者に毒を振りまき、脅迫するようになるのです。このような社会が豊かで素晴らしい社会といえるでしょうか。

ぼくは外来で患者さんに、なるたけ「これをするな、あれをするな」と言わないように勤めています。もちろん、喫煙はしないように、暴飲暴食はしないように、穏やかで常識的な健康アドバイスはします。しかし、一部の糖尿病診療医がやるようにこれは絶対に食べてはダメだ、みたいな断言口調、脅迫口調はしません。絶対に一口も食べてはいけないような食品は、(たとえ糖尿病患者であっても)この世にほとんど存在しないことを知っているからです。長期的に、定期的に、大量に摂取すれば健康に害があったとしても、それがたとえ「発がん物質」と呼ばれるものであったとしても。「発がん物質」も長期的に、定期的に、あるいは大量に摂らなければ別に害にはなりませんから。

最近、断食による健康法が流行っているようです。その流れの一冊である秋山佳胤・森美智代・山田鷹夫著『食べない人たち』（マキノ出版）を検討します。これは食べ物も水も飲まずに生きている人たちの逸話集です。

秋山氏は気功法、ホメオパシーに傾倒して、その後「食べない」という選択肢をとりました。これが不食です。

ホメオパシーは物質を水で希釈していく「レメディー」と呼ばれるあめ玉を飲むと健康になれる、というものですでに医学界では全否定されている「トンデモ」です（なぜホメオパシーが「トンデモ」なのかについては、例えば拙著『予防接種は「効く」のか？』〔光文社新書〕をご覧ください）。

秋山氏は同書でホメオパシーが「イギリスの権威ある医学雑誌『ランセット』などに報告された多数の論文があり」（25頁）、と紹介しています。「ドイツやフランス、イギリスなどでは、ホメオパシーが医学部の正式なカリキュラムにもなっています」（26頁）とも書いています。

医学論文のデータベース「PubMed」で「Lancet（ランセット）」と「homeopathy（ホメオパシー）」で検索すると75の論文が見つかりました（2014年10月16日検索）。その多くは論文に対するコメント（レターといいます）や、ランセット以外の医学雑誌に掲載された論文でしたが、ようやく見つかったランセットの6つの論文がありました。そのうち、4つはホメオパシーの効果を肯定的にとらえたものでした。*21 しかし、より新しい2つの論文はホメオパシーの効果はプラセボ効果に過ぎない（つまり効いていない）と否定するものでした。*22

たしかに、イギリスを始めヨーロッパ各国ではホメオパシーが肯定的にとらえられたときも一時期ありました。しかし近年になってホメオパシーの医学的科学的効果は完全に否定されていますし、それは「ランセット」においても同様です。

もちろん、科学の世界は絶対的なものではありませんから、将来的にホメオパシーの効果が再評価される時代が来ないとも限りません。しかし、少なくとも現段階ではホメオパシーは医学的に否定されていますし、イギリスの医学校でもホメオパシーを正式なカリキュラムから外すところが増えています。

†現代医学の威を借りるトンデモ医学

ぼくはこれを見つけて「ははあ、本書も「トンデモ」の可能性が高いな」と思いました。

不食が現代医学の常識に嚙み合っていないからではありません。現代医学で説明できない、は医学的に「トンデモ」と認定する根拠としては弱いと思いますし、それは彼らに「現代医学では説明できないこともある」という、ロジカルとしては100％正しい反証の恰好の餌食になってしまいます。

ぼくが秋山氏を「トンデモ」と感じたのは、「不食」だからではなく、彼がそれを「ランセット」でたくさん報告されていて、という権威を借りていたからです。現実にはその「ランセット」も今ではホメオパシーを否定しているにもかかわらず、です。これは一般読者を権威の重みを借りて巧みに誘導する行為です。本当に自分に自信があるのであれば、こんなせこいことをしなくたってよいではないですか。

本当に秋山氏が誠実な人なら、ホメオパシーが現代医学で否定され、ランセットにも肯定的な見解は少なく、イギリスの医学部もここ数年ホメオパシーをカリキュラムから廃止しつつある事実にも背を向けなかったでしょう。それをしないということは、不誠実だということです。自分に不利な事実を隠蔽しないというのはとても大事な考え方です。

このことから、ぼくは秋山氏を信用するのは難しいと感じました。したがって、「食べない」というのも嘘の可能性が高いと思います。

†なぜ不食を主張する人はそれを実験して発表しない？

秋山氏は「食べないことに体が慣れていく」といいます（34頁）。そして「『栄養学の常識では絶対にありえないことだ』理屈がいっぱい頭につまった人は、すぐにそう考えます」とコンベンショナルな栄養学を批判します。

しかし、栄養学は必ずしも空腹認識を否定しません。食べないでいると、身体が慣れてくるのも事実でしょう。ハンガーストライキをしているとだんだん空腹を感じなくなるといいますし。

世の中に超人的な人がいることをぼくは必ずしも否定しません。もしかしたら、食べなくても元気な「不食」が可能な人もいるかもしれません。

が、秋山氏の「不食」に限っていうと、前述の理由からちょっと眉唾だと思います。

もちろん、秋山氏が自説の正しさを立証するのは簡単です。秋山氏を監視下において本当に食べずに生きていけるかモニターしておけば良いのです。すぐに真実は明らかになるでしょう。「不食」に懐疑的な医学者が主導で研究を行い、完全に鍵をかけた、外に出ることのできない部屋に秋山氏を入れます。中には快適に過ごせる環境はそろっていますが、食べものはありません。水も遮断してもよいですが、さすがにそれは人道的でないので水へのアクセスは認めます。

毎日秋山氏の健康をモニターし、血液検査で栄養状態をモニターし、診察上、血液検査上で衰弱の徴候が確認された時点で実験を中止します。中止するという合意も秋山氏から得ておきます。数週間のモニターで「不食」のままで秋山氏の診察上、血液検査上の健康が維持され続ければ、「不食」の存在が立証できます。

もしなんとならば、神戸大学のぼくの教室でこの実験をお手伝いしてもよいくらいです。ぼくは「不食」で人間が生きていける証明ができれば、こんなに嬉しいことはありません。大歓迎します。喜んで、学術誌にその報告をし、岩田自身の学的業績にすらするでしょう。まあ、たぶんそのようなオファーは来ないと思いますが。

不食を主張する人は、それを実証する試みを全くしていません。実証は極めて簡単なのに。人間が食べずに長く健康で生きることができるという証明は、彼らの大好きな「ランセット誌」にだって掲載できる世界的な大発見です。その実証は極めて簡単で、別にお金もかかりません。STAP細胞の存在証明よりもはるかに簡単な実験です。

それをなぜ彼らはしないのでしょうか。あるのは自己申告と「お仲間」の逸話だけです。

彼らは、自分たちが理解されないことを苦にしているはずです。なにしろ、本を書いて売って、その概念を宣伝しているくらいなのですから。それを実証できるのにしないのは、「そうできない理由がある」からなのではないでしょうか。

同書では森美智代氏が、少食によって

1寿命が延びる
2免疫力・自然治癒力が高まる
3若返る

と書いていますが（101頁）、それを実証したデータはありません。森氏のいう免疫力、自然治癒力とは何かも分かりません。「栄養学では説明できない現象はある」と「トンデモ」な人はすぐにいいますが、それはそれとして、「説明できない現象」そのものの存在を示す必要があります。

「寿命が延び」たというネズミやサルの実験はありますが、これは前述のようにカロリー制限の実験であり、「不食」のような極端な栄養奪取とは関係ありません。秋山氏のような「不食」や森氏のように「1日50キロカロリー」（97頁）のような極端な低栄養については、動物実験を含めてまったくデータがないのです。

カロリー制限の人への影響は「よく分からない」[*23]というのが現状です。サルの場合、カロリー制限が寿命を延ばしたという研究とそうではないという相反する2つの研究があります。「トンデモ」な人は自分に都合の良い研究だけをつまみ食いにするので、どちらか片方は黙殺されます。

さて、両者の違いについては大西睦子氏が『カロリーゼロにだまされるな』（ダイヤモンド社）のなかでうまく説明しています。「寿命を延ばした」研究ではベースラインのサルの食事がジャンクフード的なえさであり、カロリー制限をしたら寿命が延びました後者の研究では質の良い（カロリーの高い）えさが与えられて、カロリーを減らしても影響がなかった、というのです（189頁）。違いは元の食事のよしあしだったのです。

両者の研究から推測されるのは、カロリーの高い低いではなく、むしろジャンクフードは良くない、という当たり前の事実ではないでしょうか。ここでも「常識」が重要になります。

（不食とは関係ない）権威ある動物実験の結果を引き合いに出すところも「トンデモ」の

疑いを高めています。自説に自信があるのならば、こんな関係ないデータを引き合いに出して権威を高める努力をする必要がないからです。「自然治癒力」といった「自然」をいれた言葉は印象の良いキラキラワードですが、その実何のことだか分かりません。「若返る」も正体不明の言葉ですね。

†神経性食思不振症という本当にある病気

森氏は1日50キロカロリーで体重は60キロまで太った、と説明しています。そういうことはよくあります。典型的には低栄養とタンパク質不足で身体に水がたまってしまう状態です。健康を害して肝臓や腎臓、心臓を悪くした人も体重は増えます。

我々医師は食べないでどんどん衰弱して、そして亡くなっている人もたくさん観察しています。典型例が神経性食思不振症の方です。自分のボディイメージに極端な見解を加えてしまう本症では、極端な拒食が見られることが多いです。やせ衰えて、しかしタンパク不足のためにお腹周りだけは大きく水がたまってしまいます。

ぼくが子どものとき（1980年代）エチオピアの飢餓が問題になっていましたが、そこで飢えた子どもたちもやはり大きなおなかをしていました。この飢餓では100万人程度の方が餓死したといわれています。本当に不食で健康、寿命が延びるのであればエチオピアの現象は説明できません。神経性食思不振症の死亡率は研究によって異なりますが、高いものでは10年間で約10％が亡くなってしまいます。[*24] 神経性食思不振症の患者の多くは10代から20代と若いことを考えると、この死亡率は非常に高いものです。

「ある程度」カロリーを減らすことで健康になるのは説明できます。短期的な断食が気分をすっきりさせてくれることもあるでしょう。マラソンにおけるランナーズハイのような体験です。同書の筆者の1人山田鷹夫氏は「不食ハイ」と呼んでいますね（167頁）。

しかし、危険ドラッグのような薬物でもこのような「ハイ」な気分になることは可能です。ヒッピー文化が盛んだった1960年代から70年代、ビートルズのメンバーもスティーブ・ジョブズも昔はそのような精神的な高みにたどり着くためにドラッグに手を出していました。このときも「自然に回帰」といった耳に心地よいスローガンで「体制派」とは真反対な動きを賞賛したのです。

山田氏は、「現代から見るとあらゆるものが不足していた江戸時代の日本人は、いまの日本人から比べると、信じられないほど不便な生活をしていたはずです。それでも彼らが、その生活を嘆いたという記録は見当たりません。むしろ、現代人より楽しそうに暮らしていたかのように見えます」と書いています（153頁）。楽しそうな江戸時代人、どこで見たの？　というツッコミはともかく、この手の「モノはあふれているけど不幸な現代人、モノはなかったけど昔の人は幸せ」というキャッチフレーズも一部の人には心地よい言葉です。

江戸時代の人たちが幸せだったかどうかは当時の人に聞いてみないと分かりません。そういう記録もあるかもしれませんが、そもそも人は幸せなのに不幸を装ったり（こんなに財産があって管理が大変で」とか「有名人とのおつきあいがつらくって」と「自慢」する人は多いです）、不幸せなのに虚勢を張って幸せぶったりするものです（就職したら負けと虚勢を張るニートや「リア充は嫌い」とののしるネット世界の住人たちのように）。

しかし、江戸時代は身分制度も厳しく、差別は制度的に保証され、なにより女性に厳しく、寛永から天保に起きた四大飢饉では多くの方が亡くなりました。地方の百姓は娘を身売りしたり、子どもを殺したりしたそうです。路上には餓死者が寝そべり、木の葉や草の根を食べて空腹に苦しむ人もいました。

「Always　三丁目の夕日」のような映画に代表されるように「昔は良かった」はノスタルジーを喚起しますが、それはあくまでフィクションの話です。「昔は良かった」はたいてい間違いなのです。

モノがない時代でも、人は満足に生きることはできます。幸福度世界一といわれるブータンの「幸福度」はそもそもモノがないのがデフォルトという「足るを知る」態度から来ているのかもしれません。ぼくが高校生の頃はだれも携帯電話を持っていませんでした。しかし、全然そのことを嘆く人はいませんでした。みんな持っていませんでしたし、「そういうものだ」と思っていたからです。現代の日本人で携帯電話を持っていない人は、そのことをとても苦痛に感じるかもしれません。

とはいえ、山田氏は良いこともいっています。たとえば、「体の声を聞く」重要性です(162頁)。後述するように、ぼくも自分の身体に意識を振り向けることはとても重要だと考えています。たいていの「トンデモ」本はいいこともたくさん書いているんです。

そういう良いことと、「トンデモ」なところを上手に分別できるといいんですが、多くの読者はこうした本を盲信するか、全否定するかのどちらかなんですね。

†肉を食べれば健康になれる?

通俗的には肉類をたくさん食べると健康になれない、という印象があります。このような通説に真逆の意見を持つ本も出ています。藤田紘一郎氏の『50歳からは肉を食べ始めなさい』（フォレスト出版）です。藤田氏は寄生虫学の専門家で、ぼくも学生時代、その著書を読んで勉強したものです。

しかし、寄生虫学においてはご高名な藤田氏も臨床医学においては素人です。このような「健康になれる」本などは書かないほうがよかったのですが。

基本的に藤田氏の主張は「糖質制限」と大差ありません。主食（米のこと）を抜いて、肉や野菜を食べようというものです。藤田氏は糖尿病をおもちですが、この食事にしてから体重が落ちて血糖値が下がったとのこと。

その個人的な体験談をぼくは否定しません。人間には個人差があり、ぼくは個々のエピソードはわりと重要だと思っています。しかし、その後がいけません。

肉を食べれば、老いを防ぐだけでなく、がんや心筋梗塞などの生活習慣病も遠ざけ、薬いらずの体を作ってくれます（7頁）。

これは残念ながらデタラメです。個々のエピソードは尊重しなければなりません。と同時に、「個々のエピソードを過度に一般化してはならない」のも事実なのです。

藤田氏個人が肉を食べて糖尿病がよくなり、体重が減ったというエピソードはよいでしょう。しかし、それが万人に適用できるかは厳密な臨床試験を必要とします（それが一般化というものです）。

ましてや、藤田氏個人もべつにがんや心筋梗塞を「予防した」という体験は持っていません。個人レベルで「病気を予防できた」と呼ぶためには、まったく同じ個人がパラレルワールドにいて、肉を食べた藤田氏と、そうでない藤田氏の両者を観察し、10年後とか20年後とかに、「肉を食べなかった藤田氏」が心筋梗塞やがんになり、かつ「肉を食べた藤田氏」が心筋梗塞やがんにならないという観察が必要です。もちろん、現段階で藤田氏が「心筋梗塞やがんになっていない」は「肉」が心筋梗塞やがんになっていない原因であることを意味しません。

ぼくも本稿執筆時点で心筋梗塞にもがんにもなったことがありません。ぼくは赤いフレームの眼鏡をかけていますが、「赤いフレームの眼鏡をかければがんにも心筋梗塞にもならない」と主張することはできません。同じことです。

†肉を食べればがんにならない、は机上の空論

藤田氏は人間と動物は違うといいます。動物実験でカロリー制限による寿命の延長がみられたからと言って、動物実験の結果を人間に当てはめてはいけないと主張します（28頁）。そして、人間において低カロリーが長寿をもたらすという意見を否定します（先にあげた「トンデモ本」と真逆ですね）。

それは正しいです。すでにぼくも同じことを申し上げました。しかし、そこから藤田氏のロジックは迷走します。

人間は子育てをする。生殖能力を失うと、「孫育て」の役割が与えられる。性ホルモンはその後減少するが、その分を補うのがコレステロールである。だから、肉を食べろ、と藤田氏はいうのです。

そもそも、人間の寿命は昔はずっと短かったですし、孫を祖父母が育てる文化は世界的に共有されているわけではありません。これをもって50過ぎてから肉を食べろ、というのは暴論に過ぎると言わざるを得ません。

また「がんは体からたんぱく質の吸収を」する（67頁）といい、だからたんぱく質をた

くさんとればがんにはならないと論じます。これはがんの「予防」とがんになったあとの対策をごちゃごちゃにした議論です。

結局藤田氏の意見は基礎医学者の観念論に過ぎず、彼自身がいみじくもおっしゃるように「人間には使えない」のです。

大豆の効能も主張していますが、イソフラボンやビタミンEといった「抗酸化作用」をもつ栄養成分（大豆がよいと主張する根拠）はがんを予防しません。

肉に含まれるヘム鉄は糖尿病発症のリスクを高める因子であることがすでに疫学研究で分かっています。[*25] 肉を食べれば糖尿病（生活習慣病）が増える可能性があるのです。糖尿病そのものが心筋梗塞のリスク因子ですから、心筋梗塞も肉食で増える可能性はあります。また赤身の肉は自身に発がん性があると言われています。[*26] 肉を食べればがんにならない、は机上の空論なのです。

もっとも、かといってぼくはじゃあ肉食をやめろとも思いません。ヘム鉄とかがんのリスクと言ってもそれは極端な場合で、適切な肉食が健康に大きな影響を与えることはほとんどないと思います。ほどほどに食べる分には、肉食も悪くない選択肢です。他の選択肢がたいていそうであるように。それに肉はおいしいですし。

ちなみに、肉には脂肪がついていることが多いです。脂肪とがんのリスクもよく議論されています。

例えば、乳がんの予防には適度な運動、それと低脂肪食がよいというデータもあります。*27ただし、このデータはそれほど強固なものではないので、それほど深刻にとらえる必要はないかもしれません。乳ガンのリスクの高い人が低脂肪食にしてもがんを予防できなかったというデータもありますし。複雑ですね。*28

†食べ物のデータは複雑で微妙なもの

このように複数の矛盾する結論をもつ研究論文が発表されるのはよくある話です。どうしてかというと、食べ物のデータは複雑で微妙だからです。肉とか脂肪の健康リスクを吟味するといっても、「肉だけ」の食事や「脂肪だけ」の食事は人間にとって現実的ではありません。そこで、使った塩や、通した火や、一緒に飲んだワインの影響がどうしても絡んできて、「結局どの要素が問題だったのか」はっきりしなくなってしまうのです。こういうのを「交絡《こうらく》因子」といいます。

食べ物の研究では調味料や調理法や食べた量や食べる時間や、同時期の運動量などいろいろな交絡因子が絡みついてきます。シンプルでわかりやすい研究結果と結論が出て来にくいのもそのためです。

しかし、相反する複数の研究結果があること。例えば、脂肪ががんのリスクになるという研究と、そうでないという研究があることは、あるひとつの事実を教えてくれています。それは、「脂肪ががんのリスクになろうとなるまいと、それは極端に強いリスクではない」という事実です。ビルから飛び降りると死んでしまう、金槌で殴られると痛い、といったシンプルな事実はそこにはない、ということです。

だから、肉にしても脂肪分にしても、ほどほどに食べる分にはがんのリスクにはならないだろう、と推測できるのです。これが矛盾する複数の研究が存在するときに導き出せる結論です。

ただし、藤田氏がいう女性は大豆を食べると乳がんの予防になるは本当かもしれません。大豆に含まれるフィトエストロゲンは乳がんの予防効果がわずかにあるようです。[*29] ただし、そのインパクトはそれほど大きなものではなく、またやはり交絡因子の可能性も否定できず、決定的な推奨とも言えないみたいです。大豆が好きな人は食べれば良いし、無理して食べなくても良いってことだと思います。

第四章

食べ物の「常識」を疑ってみる

†「マクガバン報告」は本当か

疑似（トンデモ）科学の世界では聖書のように神聖視され、かつ引用されることの多い「マクガバン報告」。1977年にアメリカで発表された「アメリカ人の食事の目標（Dietary Goals for American people）」のことです。ここでは、

・炭水化物の摂取を増やそう
・脂質の摂取を減らそう
・コレステロールの摂取を減らそう
・砂糖の摂取を減らそう
・塩分を減らそう

という推奨がなされています。まあ、非常に穏当な推奨だと思います。*1

マクガバン氏はすでに故人となっていますが、この推奨は「アメリカ人のための食事ガイドライン（Dietary Guidelines for Americans）」となって1980年に生まれ変わりまし

た。現在もこのガイドラインは改訂を重ねており、最新版は2010年のもので、2015年にさらに改定版が発表される予定です。

「マクガバン報告」が発表された1970年代、アメリカ成人のなかで肥満は15％に見られました。2008年にはこれが34％に増えています。結果的に「マクガバン報告」は現実にはアメリカ社会の食生活に大きく寄与しなかったことになります。

そもそも、「トンデモ」な健康法を推奨する人たちは「現行の栄養学は間違っている」「科学では説明できないことがある」と現代科学を徹底的に非難するわりには、その科学の粋を集めたアメリカのガイドラインは手放しで賞賛するというフラフラな態度を取っています。「マクガバン報告」も神聖視し、繰り返し引用されます。変ですよね。

で、こういう科学的なガイドラインは最新版を読むのが肝心です。科学は進歩しますから、古い知見に新しいデータが加わり、ガイドラインもさらに改善していきます（だから改訂されていくのです）。「日本のことをほめているから」という理由で70年代のガイドラインをマントラのようにありがたがっているのは理性的な態度ではありません。

従軍慰安婦問題の「クマラスワミ報告」なんかが典型ですが、日本は外国人が日本や日本人について語っている文書を過度に意識しますが、そういう読み方をしてはいけないのです。

また、インフルエンザ・ワクチンには効果がないというデータを示した「前橋レポート」という1980年代の研究をいまでもワクチン反対派は有り難がって引用します。その後もっと質の高い研究がいくつも出て、インフルエンザ・ワクチンの予防効果はかなり高い確度で示されているにもかかわらず、です。自分に都合の良いデータは何十年も引用し続け、そうでないデータは（たとえより質が高くても）ムシし続ける、というのもトンデモのトンデモたる所以です。

†日本食万歳なんて書かれていない

さて、2010年のガイドライン。原文は長いので興味のある方はご自分で御読みいただきたいのですが[*2]、かいつまんでとくに日本人にフィットする内容を申し上げると、以下のような推奨をしています。

・食生活や運動を見直して、肥満を防ぎましょう。
・高齢者、持病のある方（高血圧など）は塩分を控えましょう。

・飽和脂肪酸を控えめにして、不飽和脂肪酸を摂りましょう。
・コレステロールを控えましょう。
・トランス脂肪酸をできるだけ減らしましょう。
・アルコールを控えめに。
・野菜や果物をたくさん摂りましょう。
・肉の代わりに魚介類(シーフード)を摂りましょう。
・カリウム、線維、カルシウム、ビタミンDの豊富な食事を摂りましょう。

ね、わりと普通でしょう。健康な食事ってわりと「普通」なんです。

ちなみに、このガイドラインでは「伝統的な日本や沖縄の食パターンは冠動脈疾患のリスクが低いという研究がある。しかし、こうしたアジアの食生活の構成についての詳細な情報は欠いており、他のタイプの食事に比べた健康利益に関するエビデンスは極めて限られている(44頁)」と書いています。ね、日本万歳な書き方はしてないでしょう。

しかも、日本や沖縄の食事のアドバンテージは心疾患のみ。塩分が多い日本の食事は脳出血のリスクが高いことが分かっています。最近の日本人の食事は塩分控えめなので、脳出血は日本ではだいぶ減りました。1951年では脳出血の死亡者は人口10万人あたり年間100人以上だったのが、現在では25人以下と激減しており、他の脳血管の病気全体も減っています。[*3]

食事の欧米化によって日本人の心疾患は増えましたが、逆に(いわゆる)脳卒中は減ったのです。手放しで日本食がよいとか悪いとかは言えないのですね。

†日本人の食生活はそんなに変化していない

『食品成分表2014』(女子栄養大学出版部)によると、日本人の栄養素摂取量は1950年代に比べ、そう大きな違いはありません。目立ったところでいうと、摂取総カロリー数が減っており、1950年の2098kcalから2011年の1840kcalに、炭水化物は415gから255gに、ナトリウム(食塩換算)で1975年の14・0gから2011年の10・1gに、それぞれ減っています(塩分に関しては1975年以前のデータは表記されていません)。

タンパク質の摂取量はとくに大きな変化はなく、脂質は1950年以降増えていますが、これも1970年代からは増えも減りもしていません。ビタミンについてもビタミンAが昔は過剰摂取だったのが、今は適切になっているくらいで、とくに現代日本人が「ビタミン不足」になっているわけではありません。ミネラルでは、鉄分の摂取は減っていますが、カルシウムの摂取は変わりありません。

時代を通じて日本人の食生活はだんだん変化してきましたが、現代人の食生活は栄養組成的に言うと案外この数十年で変化していないことが分かります。印象ではなく、このようなハードデータで確認するのが大事なのですね。

よく日本の食物（特に野菜）の栄養素は減ってきていると指摘されます。後述の『美味しんぼ』でもそれは再三批判されているところです。それは事実かもしれませんが、しかしながら日本人の摂取している栄養素の量全体としては、時代を通じてそんなに変化していないのです。

江戸時代はほとんどご飯中心でみそ汁、漬け物くらいで栄養のバランスは全然取れていなかったと思います。明治時代になって白米が増えたために、ビタミンＢ１が足りずに脚気が大流行しました。当時欧米では脚気は非常にまれな病気だったのに、日本人にやたらに多い風土病と言われたのです。脚気の原因については面白いエピソードがたくさんありますが、これについては別の本で詳しく語ることにして、いずれにしても「日本食は健康に良い」と手放しで言えないのは間違いありません。むしろ、「アメリカ人のための食事ガイドライン」では地中海での食事（まあこれも定義はいろいろなのでスコア化していますが）で心疾患や死亡率が下がると、こちらのほうが評価が高いです。

逆に糖質制限を推奨する人たちがよく引用する「イヌイット」は炭水化物を食べない、という話。これもデータを見ればその実態がすぐに分かります。

例えば、カナダに住むイヌイットの場合、平均余命は68歳と、カナダ人平均に比べると10年も低かったのでした。[*4]

もちろん、イヌイットの寿命が短い理由については食生活以外にもいろいろな理由があるとは思いますが、少なくともイヌイットが他の人たちよりも健康、という根拠はどこにもなく、幻想に過ぎないことは分かります。

「食生活で全てを決めることはできない」という批判もあるかもしれません。それはまさに事実ですが、それをいってしまえば、天につばでして、「イヌイットはこういう食事で健康で長寿」みたいな言説自体が崩壊してしまいます。

食べ物は健康に寄与する大事な要素です。しかし、要素の全てではないってことです。家屋、人間関係、ストレス、睡眠、運動、予防接種、医療、薬……多くの要素が健康に寄与します。食事はその「one of them」に過ぎません。食事は健康に関与しますが、その関与の程度は限定的に過ぎないのです。

食事はゆるやかに考えればよい

したがって、「なんとかを食べれば健康になれる」とか「病気にならない食事」みたいなタイトルの本は全てデタラメだということがここから分かります。まあ、冷静になって考えてみれば当たり前ですね。

もちろん、そのことは食事の健康に関する価値をゼロにするものでもありません。極論はここでも禁物です。

でも、「この野菜は農薬が入っているから一切食べない」とか「自分は不食で生きる」みたいな極論を言わなくてもよいってことも分かります。要するに食事についてはやんわりとやっていけばそれほど大きな問題はないのです。客観的な健康、病気にかからないとか、寿命を伸ばすという点に関して言うと、食事はわずかに関与しますが、そんなに大きな関与はしません。極論を避け、ゆるやかにやっていけばよいのです。他の要素も大事ってことです。食べ物にあまりに神経質になると、そのことが原因で逆に病気を作ってしまいかねません。

あとは、主観的な健康です。つらくない、痛くない、ニコニコ笑顔、心安らか……こういう状況が得られなければ、単に寿命だけ長くても人生は「苦行」に過ぎません。

現代社会においてもっとも問題なのは農薬でもなく（昔より減ってます）、糖質でもないとぼくは思います。現代社会で一番の問題はストレスです。約3万人が毎年自殺している日本社会が長寿にも関わらず「健康社会」と呼べないのは、多くの人が「苦行」をひきうけながら長生きしているからです。

†地中海食は体によいのか？

ところで、「アメリカ人のための食事ガイドライン」が日本食以上に高く評価しているのが、地中海食です。

地中海食を明確に定義するのは日本食を明確に定義するくらい難しいです。しかし、そのエッセンスはオリーブオイル、ナッツ、果物、野菜だと思います。健康への寄与はもっとも大きく、例えばいわゆる糖質制限食、低脂肪食よりも予後がよかったというデータもあります。*5

地中海食は「マクガバン報告」で賞賛された伝統的な日本食よりもずっと科学的な知見も多く、その質も高いです。いわゆる糖質制限の食事との比較も、6年間という長い期間フォローすると糖質制限食よりも地中海食の方が体重維持は強かったのでした。中性脂肪や総コレステロールも地中海食の方が改善に優れていました。*6

地中海食の効果がある理由としては、飽和脂肪酸が少なく、不飽和脂肪酸が多いこと、線維やビタミンが豊富なこと、魚に含まれるn-3系脂肪酸が多いこと、コレステロールを下げるナッツが豊富なことなどが指摘されています。

しかし、ぼくが注目したいのは「地中海式食事をとる人はゆっくり、のんびり、こころ穏やかに食事をすること」だと思います（浦島充佳著『ハーバード式病気にならない生活術』マキノ出版）。せかせかと慌てて食事を食べると血糖値が上がりやすいですし、なにより楽しくありません。家族団らん、会話を楽しみながら時間をかけて食事をするのです。そういう要素も「地中海食」なのです。

食の健康や食の安全を語るときは、食材の「要素」だけを議論してはいけないと思います。大事なのは食べる環境です。ゆっくり食事をとる時間は作れるか。みんなと楽しく食べるための人間関係は構築されているか。

こうして考えてみると、現代日本のストレスフルな生活環境全体から改善しないといけない、という気もしてきます。もっと大きな視点で「食」をとらえることが重要なのかもしれません。

✝赤ワインは体に良いか

ちなみに地中海沿岸の人たちはワインをよく飲みます。ワインも健康によいとよく言われてきました。フランス人は脂肪分たっぷりの食事を取るのに太らないし、健康だというのでアメリカ人の間では「フレンチ・パラドックス」だと呼ばれて議論の種になっていました。そして、フランス人が飲む赤ワインが健康に良いのではないか、という仮説が生まれました。

赤ワイン、ぶどう、チョコレートにはレスベラトロールという物質が入っています。これはいわゆる抗酸化物質でして、その抗酸化作用のために心臓の病気にかからなく、それでフランス人は健康なのだという仮説が生じました。

実際、赤ワインとレスベラトロールは体にいい、という研究は過去にたくさんありました。しかし、最近ではこれは眉唾と考えられています。最新の臨床研究ではレスベラトロールの摂取量と心疾患、がん、死亡率に相関は見られなかったのです。ここでも理論と現実は嚙み合わなかったんですね。[*7]

実は、レスベラトロール神話にはデータの捏造も一役買っているのです。

コネチカット大学のディパック・ダス博士は7年以上の期間にわたり145ものデータの捏造を行い、レスベラトロールの効果を喧伝していました。データ捏造って日本の専売特許じゃないんですね。[*8]

食と健康に関しては、人々が高い注目と関心を持っています。このようなけしからん輩が実験データを捏造したり、「トンデモ」健康本を出版したりします。なので、消費者はそのような悪意ある存在に十分注意して、だまされないようにしなければなりません。

次からは各論的に、基礎疾患（糖尿病とか高血圧とか）を持っている人の食事、病気にならないための食事について検討しようと思います。

†糖尿病の患者は何を食べればよいのか

糖尿病発症には運動不足や肥満がリスクになります。

砂糖を摂ると糖尿病になると思っている人は多いですが、砂糖を食べることそのものが糖尿病を増やすというデータは案外ありません。

しかし、GI値が低いほど糖尿病にはなりにくいといわれています。[*9]

GIとはglycemic indexの略で、炭水化物（糖分）を摂取したときの血糖値上昇の度合いです。砂糖（ブドウ糖）を100としていますが、果物や野菜、豆類、ナッツなどはGI値が低く55以下です。スイカ、白米、シリアル、ジャガイモなどは70以上と高いです。

そういう観点からは砂糖はGI値が高いといえますが、角砂糖を直接食べる人はいないでしょうから、食品にちょっと含まれたからといって即糖尿病ということにはなりません。炭水化物の比率と糖尿病の発症には直接の関係がないといわれ（前掲）、いわゆる糖質制限も糖尿病を「減らす」わけではなさそうです。

ところで「角砂糖置き換え法」といって、「ご飯一膳、角砂糖14個分」みたいな言い方をして糖質制限を促すやり方があるそうですが、まさにこれは「脅し」でして、GI値の異なるご飯と角砂糖を同列に扱うのは正しくありません。こういう、脅しをかけながらある食事法を促すのは、ぼくは好きではありません。

シリアルはGI値が高いので糖尿病のリスクと思いきや、シリアルの線維は糖尿病予防効果があるというメタ分析もあり（前掲）、食べ物はなかなか一筋縄ではいきません。

また、前掲の論文によるとヘム鉄はむしろ糖尿病を増やすようです。いわゆる鉄分にはヘム鉄とノンヘム鉄がありますが、プロトポルフィリンⅨと結合したヘム鉄は肉類や魚介類に含まれています。野菜に含まれる鉄分はノンヘム鉄だそうです。*10 藤田氏の「肉を食べろ」という「トンデモ」健康本批判でも述べましたが、肉を食べ過ぎると糖尿病発症のリスクになります。ほどほどに食べましょう。

さて、糖尿病になってしまったあとの食事方法。これはまだまだエビデンスが乏しく、「これ」というものがありません。すでに紹介したように米国糖尿病学会は患者個々人の事情に合わせてやりましょう、*11 とあいまいな推奨です。炭水化物、脂質、たんぱく質の比率についても「こうしなさい」という推奨はありません。その人の食文化や伝統、宗教なども考慮に入れた、多様性を尊重したものになっています。

もっとも肥満は糖尿病のコントロールを悪くするので、食べ過ぎて太るようなことは避けたほうがよいです。

†高血圧にならない食事、高血圧になった後の食事

もともと高血圧のリスクとしては塩分がよく知られてきました。しかし、最近では塩分

をとらなすぎても健康に良くない、という論文もあり、話がややこしくなっています。米国医学研究所（IOM）は昨年、「減塩が高血圧による脳卒中や心疾患での死亡を減らすというエビデンスはない」と発表して大きな議論になりました。*12

まあ、しかしこれはやはり「程度問題」です。やはり塩分の摂りすぎは長い目で見ると心臓疾患やその死亡を増やす可能性が高いです。*13

米国心臓協会（AHA）は1日のナトリウム摂取量を1500mgと推奨しています。これは食塩にして約4gに相当します。日本人の塩分摂取量は1日平均10．4g（厚生労働省2012年）ですから、アメリカの感覚でいうと「むちゃ高すぎ」なのです。もっとも、日本人の塩分摂取量は年々減少傾向にあり、おそらくこれが日本における脳出血の減少とも関係していると思います。

ちなみに、塩分の取りすぎは胃がんのリスクも高めています。これも「伝統的な日本食」が必ずしも健康に良いとは限らない理由の一つです。*14

反対に、塩分は少なすぎるのも問題です。塩タブレットなどを予防的にかじりながら走るランナーもいるように、マラソンランナーなどは塩分の喪失量が多いので、低ナトリウム血症になりやすいです。*15

というわけで、塩分は摂りすぎても摂らなすぎても体に良くありません。

では、適切な塩分摂取量とはどのくらいか。それは個体差や生活習慣によって異なります。適切な塩分摂取量は最終的には自分で決めていくしかないのです。この話は最終章にもう一度しようと思います。

納豆、ほうれん草、昆布といったカリウムの多い食事も血圧を下げる効果がありますが、こういう食材の多く（とそれに伴う調味料）は塩分も多くなりがちで、トレードオフになっていることも多いです。また、高血圧が長く続くと腎臓病になることがありますが、腎臓が悪い時にカリウムを摂りすぎると高カリウム血症になってしまいます。腎臓が悪くなったら、定期的に医療機関を受診してカリウムの血中濃度を測定し、摂取量を微調整するのが大事です。やはりここでも個体差が大事になるんですね。

†無農薬野菜でないと、だめなのか

健康志向が強まり、「体によい食材」に関心の高い人が増えました。「やっぱり野菜は無農薬で」と思っている人も多いとおもいます。

農業において、問題になりやすい物質は野菜や果物を育てる時の殺虫剤や除草剤、化学

肥料、そして畜産や魚の養殖に用いられる抗生物質（抗菌薬）だと思います。

ただし、こうした物質が本当に人体に有害かどうかははっきりしたことが分かっていません。

有機リン製剤のような農薬（殺虫剤）は大量に飲めばすぐに死に至る猛毒です。ただし、ごく少量使う分には人体に害は小さいと思います。実際のところ、農薬の長期的な健康への影響ははっきり分かっていないのです。[*16]亜硝酸塩のような化学肥料も大量摂取すると人体に有害ですが、少量の場合の健康被害については確たるエビデンスはありません。除草剤についても同様です。ここでも「程度問題」なのですね。

日本は伝統的に農薬使用量の多い国でした。とはいえ、日本の農薬使用量は減っています。[*17]化学肥料の使用量も年々減っているようです。[*18]

ぼくは殺虫剤、除草剤、化学肥料、あるいは抗生物質をジャンジャンつかえと推奨しているわけではありません。こういう物質は大量に摂れば人体に有害なのは当たり前です。でも、少量の健康被害については（その懸念にもかかわらず）確たるデータがないのが現実です。その現実を無視して「殺虫剤、除草剤、化学肥料は絶対に良くない」と決めつけるのは問題だと思います。

なぜなら、無農薬野菜は大変だからです。

うちの実家（島根県）では、両親が自宅用の野菜を作っています。無農薬でとても美味しいのですが、草取りや虫取りはむちゃくちゃ大変です。子どもの時はそういう手伝いをさせられるのが嫌で嫌で仕方がありませんでした。

家庭用規模でも大変なのに、これを産業ベースでやっている農家の方にとって、除草剤や殺虫剤は労務を減らしてくれる貴重な存在だと思います。それでなくても農業は重労働ということで日本では農家の人たちが減り、高齢化が進んでいます。*19 それは食料自給率の低下にもつながっています。

日本の食料自給率はカロリーベースですでに40％を切っています。このカロリーベースという数え方は問題だと思いますが、いずれにしても日本の農業が万々歳な状況にあるわけではないのは事実でしょう。

海外からの輸入食料品が健康に悪いと即断するのはよくないですが、少なくとも国の管理が及びにくいのは事実です。TPPなど海外からの圧力が強まる一方の現代日本において国内の農業、漁業、畜産業が衰退しないことが大事なのは、間違いありません。

だとすれば、単純に「化学肥料を使うな、除草剤を使うな、殺虫剤を使うな」と既存の農業を断罪するのは長期的には良くないと思います。

繰り返しますが、「無農薬野菜」は非常に重労働です。それを強いて農家の方が「立ち去って」しまったら、安全な食料どころか食料そのものの確保が大変になってしまいかねません。

†実際自分で体験してみる

無農薬野菜にこだわる人は、ぜひ一回自分で無農薬野菜を作ってみてほしいと思います。その大変さを甘受できる人は、こだわり続けても良いと思いますが、多くの人は挫折するとぼくは思います。

後述する漫画『もやしもん』第9巻では、無農薬野菜を作れという消費者に対して、農家が「完全無農薬で最高の野菜を作るために毎日生える雑草を手抜きするお手伝いをお願いしたいのです」と提案したところ、参加者が激減。わずかに残った人たちも草取りの苦労にめげて「こんな辛いなら、農薬で除草すればいいのに」と言い放った消費者の一言で心が折れた、というエピソードを紹介しています。分かるなー、草取り大変だもん。

ちなみに、有機農法で用いられるＥＭ菌（Effective Microorganisms　有用微生物群）が体に良いとか環境に良いというデータも皆無です。このような「トンデモ」に騙されないことも大切です。

繰り返しますが、少量の化学肥料、除草剤、殺虫剤が健康に及ぼす被害ははっきりしていません。もちろん、「はっきりしていない」というのは「絶対安全である」ことも意味していません。なので、大量に、長期的にこれらの物質を摂取するのはよくないのかもしれません。かといってちょっと口に入れたから直ちに健康を害するものでもないのです。

生産量を増やすために畜産業で用いていた肉骨粉は牛のＢＳＥ（いわゆる狂牛病）や人のクロイツフェルトヤコブ病の遠因になりました。これは牛の共食い状態を人工的に作った結果起きた危険です。こういう「極端なこと」はもちろん許容してはいけません。成長促進のために畜産業や漁業で用いられる抗生物質も、その目的が邪なことと世界的に広がっている薬剤耐性菌の増加から厳しく管理すべきだと思います。

しかし、完全なる無農薬野菜をすべての農家に強要するのは、結局は我々消費者にとってもよくないことだとも思います。ここでも「どちらの極端にも振れない」中庸の精神が大事なのです。

農家の人たちを圧迫しない形で、上手に少量農薬を使うバランスの良さが重要だとぼくは思います。それから、汗水垂らして食材を作ってくれている農家の皆さん、漁師の皆さんに対する感謝の気持ちはいつでももっておきたいものです。日本の消費者はこうした生産者に対して上から目線になりすぎです。「ちゃんと無農薬で作れ」と消費者が要求するのではなく、「いつも食べ物を提供してくれてありがとう」、という感謝の精神を持つべきだ、というのがぼくの意見です。そういう感謝の心で食べた食べ物の方が美味しいですし、たぶん健康にも良いですよ。

ぼくは実家から送ってくる無農薬野菜をときどき食べています。それはとても美味しいのでありがたいことです。しかし、実家で作る野菜の量はしれています。なので、普段買っている野菜は普通のスーパーで買う普通の野菜です。無農薬野菜のような図抜けた美味しさはないかもしれませんが、それでも十分に美味しい野菜です。目をつむって食べたら区別できないかもしれないくらい、美味しいです。みなさんは無農薬野菜とそうでない野菜、ブラインドで食べて区別できますか。

ここでも極論は避け、バランス良く食べていくのが大事なのだとぼくは思います。

深刻なネタが続いたので、少し軽い話題も取り上げましょう。「3秒ルール」です。

これは食べ物を床に落として、「3秒ルール」といって、素早く拾い上げたら、安全に食べられますよってやつです。え？　ご存知ありませんか？

英語圏ではこれを「five seconds rule、5秒ルール」としているようです。どこの国にも似たような考え方はあるんですね。

で、2003年に発表された研究によると、床というのはあまり細菌がなくて、落としてすぐ食べたからといってそんなに問題にはならないだろう、というものでした。この研究はイグノーベル賞を受賞しています。[*20]面白いですね。

ただし、異論も出ています。サルモネラ菌を床にまいておくと、長い期間生存しており、食べ物をそこに落とすとサルモネラ菌が食べ物に移行するというのでした。[*21]でも、普通の床にはサルモネラ菌なんていないでしょうから、ちょっと無理やりな感じもします。

床に落とした食べ物をすぐに拾って食べても、一般的には健康に害はないと思います。ただし、これも「程度問題」です。床を全然掃除していなかったり、汚い環境、湿った環境を保持していれば、床に落ちた食べ物は危険なものとなるでしょう。まあ、この場合はテーブルでも椅子でも危険になるんですけどね。

うちは夫婦ともに感染症屋ですが、子供が食べ物を落としても「3秒ルール！」といって拾って食べています。まあ、やんわりと受け入れてよいルールだとは思っています。

第五章 食べる食べないを適度に考えるために

†ためになる本もあるけれど

これまで問題のある本を取り上げてきました。それらとは異なり、南清貴氏の『じつは怖い外食』(ワニブックスPLUS新書)は非常に勉強になる本だと思います。外食産業の裏側を調査し、ハンバーガーの原価や回転寿司の「本当のネタ」など、安価な外食産業がどのようにしてその「安価」を維持しているのか、そのカラクリを明らかにしています。同書を読むと外食を続けていくことが「危険」であることは十分に示唆されます。同書でも取り上げているトランス脂肪酸(93頁)やグルタミン酸ナトリウム(いわゆる化学調味料、147頁)、人工甘味料(143頁)などについては、大切なトピックですので別のところで論じます。

ただ、ここでは同書で指摘している重要なことについて一点だけ、検討しておきます。同書では日本の「先天奇形(先天異常)」が増えていると指摘します(172頁)。確かに日本産婦人科医会先天異常モニタリングによると、1999年に1・48%だった先天異常発生率は2010年に2・31%と上昇しています。同書は、コンビニ弁当やそこに含まれる保存料、酸化防止剤、着色料、化学調味料が原因ではないかと指摘しています。

これまでに繰り返し指摘しているように、何が原因で目の前の現象が起きているのか、簡単にその因果関係を証明するのは簡単ではありません。複雑な食べ物や添加物についてはなおさらです。

ただ、ぼくは先天異常の原因がコンビニ弁当だとは思いません。以下にその理路を説明します。

まず、1990年代のポストバブル時代にもコンビニ弁当やそこに付随する保存料、酸化防止剤、着色料、化学調味料は使われてきました。なので、そうした添加物が原因で2010年に先天異常が増えるというのは理にかなっていないと思います。経済産業省によるとコンビニエンスストアの日配食品（弁当など）やファーストフードの売上高は、1999年で約2兆3000億円。2010年で2兆7000億円です。売上高は増加していますが、それほどの増加とも言えません。

むしろ、妊婦の高齢化や人工妊娠中絶の減少のほうがこれをうまく説明していると思います。

第一子出産の平均年齢は1999年で27・9歳、2009年で29・7歳となっています（厚生労働省資料）。人工妊娠中絶は1999年で約33万件、2010年では約21万件と激減していいます（前掲資料）。中絶しなくなれば先天異常の発生数は当然増えますから、こちらのほうが合理的な説明だとぼくは思います。

もちろん、食べ物の専門家である南氏がこのような医学的な推測を行うのは難しいと思います。食の安全については栄養学、調理学、医学など集学的なアプローチが必要なのですね。ですが、目の前の現象を簡単に「現代の食べ物」に帰するのには慎重な態度が必要です。

†甘味料がアレルギー反応を起こす

やはり勉強するのに有用な本に小藪浩二郎氏の『コンビニ＆スーパーの食品添加物は死も招く』（マガジンランド）があります。コンビニやスーパーで手に入る食品に含まれる添加物について概説されています。例えば甘味料のエリスリトール、キシリトール、ステビアによるアレルギーのリスクが指摘されています。こういう現象は、ぼくは同書を読むまでは知りませんでした。

ただし、ここでもその現象に対する対処方法には医者として異論があります。

小藪氏は甘味料に対するアレルギーという事象に対して、「これらの添加物の販売をやめるべきです」と主張します（31頁）。

ぼくはこれには首肯しません。

甘味料がアレルギー反応を起こす可能性がある、という医学的な情報は重要です。それをないがしろにしてはいけません。情報提供や注意喚起もよいでしょう。

しかし、アレルギー反応が起きる人はごく少数派です。森田満樹氏によると甘味料のエリスリトールによるアレルギー（一番報告数が多かったもの）の頻度は100万人に1人だそうです。[*1] つまり、大多数の人は（アレルギーに関しては）安全にこの甘味料の恩恵（甘さ）を甘受できるのです。

それに、「アレルギーを起こす恐れがある」ことが販売禁止の根拠になるのであれば、ソバも卵もピーナツもサバも禁止にしなければなりません。

ぼく自身、生のエビにアレルギーがありますが、かといって「エビなんて販売するな」とは思いません。ぼく自身が気をつけていればよいだけの話で、これはパーソナルな問題であり、全体の問題に拡大、一般化するのはやりすぎです。

小藪氏は甘味料のソルビトールの過量摂取で軟便になるリスクも指摘しています（31頁）。この情報は貴重です。しかし、軟便になるかどうかは試してみればよいわけで、「自分はソルビトールは体に合わないや」と学んだ人はソルビトールを回避すればよいだけの話です。乳糖不耐症の人は牛乳などの摂取を避けた方がよいかもしれませんが、これとて牛乳をみんなが避けなければいけないという根拠にはなりません（後述するように大量に牛乳を飲むのはよしたほうがよいかもしれませんが）。

ちなみにステビアは植物から得られる天然の甘味料です。天然のものだから体によいというナイーブな発想が必ずしも正しくないことはここからも分かります。

†天然だからよいわけでも、人工だからダメなわけでもない

小藪氏は「加工デンプン」について、「デンプンは植物が太陽と協力して光合成を行い作り出したものです。いわば太陽からの贈り物です。ですからデンプンに化学の手を入れることは、神をも恐れぬ行為なのです」（35頁）とありますが、これもナイーブな反科学主義（反化学主義？）にすぎません。

ぼくは医者として抗生物質を使いますが、ペニシリンはカビが作る「天然の産物」です。これ以外に、合成ペニシリンというものもあり、そこでは「化学の手」が入っています。

しかし、人間の体も、抗生物質のターゲットとなる細菌も、「天然か人工か」なんて頓着

しません。それをするのは我々の観念だけです。天然のペニシリンも合成ペニシリンも細菌を殺しますし、多くの場合、合成ペニシリンのほうが殺菌効果は高いです。また、ペニシリンはときにアレルギー反応を起こしますが、これも天然のペニシリンでも合成ペニシリンでも起きます。

ちなみに、ペニシリンのアレルギーで命を落とす不幸な方もいますが、ペニシリンのおかげで致死的な感染症から命を救われた患者さんははるかにたくさんいます。ここでも、物質は価値中立的です。そこによけいな価値を加えるのは人間の観念に過ぎないのです。

誤解のないように補足していますが、ぼくは『99・9%が誤用の抗生物質』(光文社新書)という本を書いて医者の抗生物質の使いすぎ、患者の過度な抗生物質(への依存)を諫めています。現代の日本の医療現場では必要ない抗生物質を使いすぎだからです。「お前は西洋医学に毒された科学万能主義者だからそういうことを言うのだ」という批判は当たりません。

もちろん、かといってぼくは「抗生物質を全廃しろ」という内海聡的な極論を述べるつもりはありません。ほぼ毎日抗生物質を処方し、多くの患者はその恩恵を受けています。抗生物質は「使い方次第」なのです。ほとんど全ての医薬品がそうであるように。そして、実は食品もそうなのです。

個人的には加工デンプンを添加したカマボコやソーセージは硬すぎてあまり好きではありませんし、普段は食べません。ですが、たまたまお弁当にそういう食品が入っていたからといって「絶対食べない」と断固拒否するほどまずいわけではありません。一回食べたからといって健康に害があるわけでもありません。繰り返し述べているように、食品の安全は量依存的であり、「程度問題」ですから。

髪の毛を1本抜いてもハゲにはなりません。10本抜いてもハゲにはなりません。もちろん、たくさんたくさん、長期にわたって抜きまくるとハゲになります。でも、「毛が1本抜けた」といって大騒ぎをするような、過度にヒステリックな態度を取り過ぎていると、そのストレスが原因でハゲになってしまうかもしれません。弁当のはしっこにある加工デンプン入りのカマボコに過度に神経質になるのも、そういう態度なのです。

†詐欺まがいの表示に騙されない感覚を

小藪氏が指摘するように、最近の化学調味料は「調味料（アミノ酸等）」と表示しているそうです（45頁）。「化学」と書いてしまうと体に悪いような印象を与えるから売れなくなるのだそうです。後述するように「うま味調味料」といった別名を使ってごまかすケースもあるようです。

でも、これは消費者が「化学」という名前にひっかかり、観念で食の安全を語るからだとも言えます。消費者がネーミングくらいで簡単に騙されてしまうからこそ、メーカーはすぐに紛らわしい名称で我々をだましにかかるのです。

「化学調味料？　それでなにか？」と泰然自若たる態度を取り、自分の舌で化学調味料の味に意識的であり、自分の体で自分の体に受け入れやすいものを選択していれば、こういう詐欺まがいの表示も意味を失くすことでしょう。

相次ぐ食品産地偽装も、要するに「どうせ自分の舌では分かるまい」と我々を軽くみている業者の「なめた態度」が遠因なのです。そして、悲しいことに彼らは正しくて、たいていは「おお、やっぱりタケノコは京都に限る」とかいって騙されてしまうんですね。

自分の舌で「これは美味しい、対価としてお金を支払う価値がある」と感じ、それに見合う支払いを消費者がしていれば食品偽装をする業者のインセンティブは消失します。どこの産地であれ、美味しいものにはお金を払い、美味しくなければ払いたくない、というシンプルな基準がそこにできるわけで、業者としては味のところだけ頑張ればよいのです。産地偽装や調味料のおかしな名称変更がはびこるのは、我々が自分の舌で料理を判断せず、それ以外の何か（実体のないブランド）をありがたがり、空虚なブランド名にお金を払っているからです。そうしてだますほうはだまし、だまされるほうは露呈した偽装に怒るのです。

もちろん、食品産地偽装がよいと言っているわけではありません。偽装はいけないに決まっています。ただ、食品偽装をしたくなるような動機付けは、我々が味覚ではなく実態のないネーミング（ブランド効果）で食品を選んでいるという背景が与えているという事実には、自覚的であるべきなのです。

話を化学調味料に戻します。化学調味料の主たる成分はグルタミン酸ナトリウムで、これは昆布の成分です。

あとで紹介するマンガの『美味しんぼ』は化学調味料を厳しく批判しますが、その『美味しんぼ』で昆布の粉末をあらゆる食事に振りかける人物が登場します（89巻「小ビンの謎を解け！」）。

『美味しんぼ』では化学調味料（グルタミン酸ナトリウム）は舌がしびれる感じがして、これを全否定します。しかし、昆布の粉末だってそう何にでもバサバサ振りかけていれば同じ味がすることでしょう。

結局『美味しんぼ』も「人工のものはだめで、天然のものはよい」というナイーブな観念主義にしばられてしまっているのですね（そこから自由になったのが、後述する『もやしもん』です）。

舌がしびれない程度の少量の「味の素」なら味覚的には問題はありませんし、それは昆布から抽出されたグルタミン酸ナトリウムとなんら変わりはないからです。そして、「天然の」昆布だって大量に摂取すれば舌はしびれますし、『美味しんぼ』が警鐘を鳴らす化学調味料の弊害が出てしまうのです。

ここでも大切なのは自分で味わった味覚、という実質です。人工か、天然かという「観念」ではないのです。

†アクリルアミドが教えるもの

さて、同書ではジャガイモやパンなどを焼いたり揚げたり、あるいはローストしたり、高温処理すると生じるアクリルアミドという物質について解説しています（56頁）。これはアスパラギンというアミノ酸とブドウ糖が高温で変成して産生されるのです。

高温で調理した料理にアクリルアミドが含まれているのが分かったのは2002年のことです。アメリカの食品医薬品局（FDA）はアクリルアミドを動物に大量に服用させると発がん性があることから、アクリルアミドの摂取を控えるよう推奨しています。[*2]

この事実はいくつかの教訓を教えてくれます。

第一に、本書で指摘したように「生の食べ物は健康によくない」のですが、かといって火を通せば安全かというとそうでもないということです。やはり過ぎたるは及ばざるがごとしで、どっちに転んでもリスクはついてまわるのです。

第二に、これは天然の食物に含まれるアミノ酸の変成ですから、「自然のものを食べれば体に良い」がナイーブな発想に過ぎないことも分かります。自然界の穀物も高温で処理すればリスクは生じるのです。

第三に、とはいえ、これは動物に大量に摂取させたときの発がん性の実験なので、「全部禁止」にする必要はないということです。「髪の毛1本抜いてもハゲにはならない」のです。小藪氏も「量の問題」「程度問題」であることは理解していて、少量だったら大丈夫としています。

第四に、アクリルアミドが高温調理した食材から発見されたのは2002年だという事実です。もちろん、それは2002年に新たに生じたリスクではなく、人間が火を使って調理するようになってからずっと存在していたのです（気づかなかっただけで）。

ということは、これから栄養学や医学の研究が進歩すれば、さらに新たな発がん物質がなにかの食材、なにかの食事から見つかるかもしれません。いや、見つかると考える方が理にかなっているとぼくは思います。

つまり、ぼくらが健康に気を遣って食事をしようと思ったら、今分かっている栄養学の枠組みだけで食事をとっているだけではダメなのです。10年後、20年後に判明するような我々の知らないような健康リスクも実は存在するんじゃないか、という「分かっていない領域」を見据えた上で、健康リスクを考えるほうがリーズナブルなんです。

そこから引き出される結論は、こうです。どんな食事であれ、ある一種類の食事方法に固執し、そのやり方だけを毎日続けていくのはリスクが高いってことです。それがたとえ「ナントカ」健康法と呼ばれているものであり、「現段階で」健康に寄与すると想定されていたとしても、です。

†食事のリスクを分散せよ

経済の世界でもリスクは分散します。全財産を不動産に、全財産を株に、全財産をタンス預金は危険です。

食事も同様です。いろんなものを季節に合わせて食べるのが大事です。「規則正しい食事」は健康によくない（可能性が高い）のです。

「トンデモ」健康本の著者らはほぼ全員、現代科学、現代医学、現代栄養学に不備が多いと批判します。それは事実です。しかし、彼らが推奨する食事法がどこまで安全で、健康に良くて、あるいは健康に悪いのかだって、実はわかってないことが多いんです。なぜなら、（彼らが正しく指摘するように）現代科学、現代医学、現代栄養学には不備が多いからです。将来的には彼らの言う「トンデモ」な食事法も体に悪いと露呈するかもしれません。だから、それが「トンデモ」であれ、そうでないものであれ、単一の食事法に固執するのはリスクが高い、といえましょう。コンビニ弁当を毎日3食食べるのは危険だと思います。同様に、無農薬栽培のリンゴだけを毎日3食食べるような極端なダイエットもやはり危険だと思うのです。

いろいろな食事を試して、一点買いしないこと。そうすることによって、「今見えていない新たなリスク」にもある程度妥当性の高い形で対峙できるのではないでしょうか。肉も魚も炭水化物も、天然のものも人工のものも、国産のものも輸入品も、バランスよく食べ分けるのが、案外一番健康によい食べ方なのだとぼくは思います。

これまで見てきた通り、どうせ、どの食品をとっても（あるいは回避しても）、その健康に対するインパクトはそれほど大きくないのです。「小さく正しい」ことを目指すよりも、「大きく間違えない」ことを目指す方がいいんじゃないかとぼくは思います。

✝グリシンで死を招く?

なお、同書では保存料として添加されているグリシンが睡眠の質を高めるかもしれない、というデータに基づき「恐怖のアミノ酸「グリシン」は死を招くかも!」と大げさなタイトルで紹介しています（133頁）。なんのことかと思えば、居眠り運転で事故死するかもしれない、というのです。

まあ、ちょっとそこまで言うのはどうかなと思います。実際、グリシンをボランティア（健康な実験に参加する人たち）に試すと催眠作用というよりも（自覚的な）睡眠も質が改善され、日中の眠気も減ったそうです。[*3] グリシンのおかげでむしろ居眠り運転は減るかもしれませんよ（このへんはまだ検証段階だと思うので、実際に試すのは止めてくださいね）。

同書はなかなか面白かったですが、やはりタイトルは「ちょっと言い過ぎ」だとぼくは思いました。いずれにしても食品添加物が「食べ物の見た目をよくする」ために用いられているのは、「自分の感性で自分にとってよい食べ物を判断する能力」の低さゆえですので、感性としてそういうものに騙されないようにするのが大事だと思います。そうすれば自然と添加物のリスクはやんわりと下がってくるでしょう。

†がんは食事で消えるのか

がんにならないという「トンデモ」健康本は多いですが、「がんが治る」という本も少なくありません。

例えば、済陽高穂著『私の末期がんを治した毎日の献立』（講談社）。ここでは「減塩」「四足歩行の動物を制限」「自然水の摂取、禁酒・禁煙」「胚芽を含む穀物、豆・芋類」「野菜・果物の大量摂取」「乳酸菌・きのこ・海藻の摂取」「植物性油の摂取」「レモン、はちみつ、ビール酵母」といった複合的な食事療法を提唱し、「がんが治る」と称しています。

しかし、同書の中身を見ると、その「治った」という事例は食事療法「だけ」で治ったわけではなく、他の治療との併用であるようです。例えば「前立腺がんが治った」という事例では手術、ホルモン療法、放射線療法との併用を行っています。あるいは早期胃癌。これも自然消失をしているのですが、食事療法のおかげなのか、勝手に自然消失したのかも不明です。食道がんの事例では手術も併用しています。同書では255名のがん患者中、36例が「完全治癒」したと報告しています（7頁）。しかし、それは事例報告に過ぎず、食事療法のおかげなのか、食事療法と関係なく治ったのかは不明です。

人間は「経験しつつ」「経験しない」ということはできません。食事療法ががんを治したというからには、食事療法群とそうでない群との臨床試験が必要です。食事をした、がんが治ったという前後関係は、必ずしも食事をした「から」がんが治ったことを意味しないのです。

もっとも、このような食事療法に全く効果がないとぼくは主張しているわけではありません。ただ、分からないことは分からないのだと誠実に認めるのが科学的な考え方だ、といっているのです。よく「なんでも分かっている」かのように話すのが科学的だと考えがちですが、そうではありません。

255名中完全治癒したのは36例しかいなかったわけで、そういう意味では食事療法は「効いた」とか「効かない」と即断できないものであるのは事実でしょう。そのほかにも「改善例」というのはあるのですが、手術や化学療法だって腫瘍を小さくするという意味ではたいてい「改善」させることができます。でも、それが余命を本当にのばし、患者を元気にしてくれるか、が大事なのです。腫瘍を小さくするのは手段ではありますが目的ではありませんから。

†せめてデータは全部公開してほしい

つぎは高遠智子氏の『食べものだけで余命3か月のガンが消えた』（幻冬舎）というかなりセンセーショナルなタイトルの本です。20代で進行卵巣がんになった著者の体験談です。

手術、化学療法、放射線療法を受けましたが31歳の時に再発。絶望した著者はフランスに行きます。彼女はそこで料理学校に行ったり、アロマやハーブのセラピストの資格をとったりしました。その後中国に渡り、自らもがんを克服、がんが治るという料理教室を開いて他の方のがんも治しているという内容です。

ぼくは同書を読んでこれは「トンデモ」だなあ、と感じました。超常現象的にがんが治る人を全否定しているからではありません。超常現象がないという証明はなかなか難しいですから。

たとえば、同書では「味覚を敏感にする」という理由で山椒を紹介したり、「ヨーロッパでよくとられている」発酵バターをすすめたりしています。ならば、山椒をたくさんとる四川の人たちや発酵バターを定期的にとる多くのフランス人はがんにならなかったり、治ったりするはずです。個人的なエピソードがどうしても一般化できそうにありません。同書では、彼女の主宰する料理教室で何人のがん患者にレシピを試してがんが治ったと主張します。しかし、何人がどういう経過を辿ったのか、というデータも皆無です。「がんが治る」という驚異的な食事であれば、関連データは全部公開するべきですし、そのほうが同書の信憑性は増すはずです。

高遠氏は雑誌で経歴詐称疑惑も指摘されているようです。ご本人のホームページ[*4]からは同書で紹介されていた「パリのエコール・リッツエスコフィエに入学、4年がかりでフレンチガストロノミー上級ディプロマまで取得、同時期にアロマ・ハーブセラピスト資格取得」と「中国北京中医薬大学薬膳学専科に入学」「国際中医薬膳師免許を取得」という内容が消えています（閲覧日2014年10月24日）。資格を宣伝するのがはばかられる、奥ゆかしい方なのかと思いきや、「日本オリーブオイルソムリエ協会認定オリーブオイルソムリエ取得」はちゃっかりホームページに載っているので、他の資格も（本当なら）ホームページに載せとくべきだと思うんですけどね。

まあ一番よいのはご本人の診療録を開示することだと思います。患者さんの医療情報はもちろん非公開が原則ですが、この場合ご本人が進行がんだったとカミングアウトされ、それをネタにビジネスまでされているのですから。進行がん当時の血液検査やCTの画像を公開すれば、高遠氏に対する疑惑も一掃されることでしょう。

ちなみに、高遠氏は同書で漢方診療や陰陽五行説についても書いていますが、漢方では進行がんは治せません。ぼく自身漢方薬は処方しますが、進行がんを治すためには使いません。

†ガンは自然と治るときもある

ところで、がんが自然に治ることがあるのは昔から知られています。とくに腎細胞がんではそういう事例が多いといいます。[*5] なので、「がんが治った」という事例そのものから高遠氏の本を否定しているわけではありません。ただ、彼女の進行がんが仮に自然に治癒したとしても、たったひとつの事例なので「何が」そのがんをよくしたのかは、証明することは不可能です。一事例から因果を摑み取ることは絶対にできないというのは本書で何度も申し上げている通りです。彼女が主張するトマトとかその他のレシピのおかげかどうかはだれにも分からないんです。

いずれにしても、STAP細胞の騒ぎが示す通り、科学の世界では虚偽は徹底的に糾弾の対象になりますが、出版業界はゆるくていいですね。

†ビタミンCでがんは治るか

西脇俊二氏の『ビタミンC点滴と断糖療法でガンが消える!』(ベストセラーズ)は「超高濃度ビタミンC点滴」と「断糖食事療法」でがんをなおす、という本です。「従来のがん治療の常識を超えるほど優れた臨床結果が出ています」(31頁)とあります。

まあ、この本も「トンデモ」です。その理由は、同書の主張の有効性を説く論文(56頁)として著者が引用しているのが、

①2006年のアメリカの国立健康研究所（NIH）での高濃度ビタミンC療法が「明らかに有効であった3症例」という論文
②2007年に韓国で末期がん患者39名の症状が緩和したという報告
③2007年にNIHの学者がビタミンCの抗がん作用のメカニズムについて説明
④2008年にNIHがビタミンCで腫瘍の成長を抑制するという報告
⑤2009年に金沢大学の医師がビタミンCによる治療の総説（解説）記事を書いた
⑥2010年に東京大学らの研究で腫瘍細胞の細胞死が高濃度ビタミンCでもたらされたという報告
⑦2012年にアメリカで転移性膵臓がんに対するビタミンCと化学療法併用療法の第一相試験を発表。

でした。

西脇氏は論文の名称を明示してくれていないのでこれらの論文を探すのはなかなか大変です。

いずれにしても、①は逸話的なエピソードに過ぎないので信憑性に欠ける、②は「症状」の話なので無関係（がんが治るという問題とは無関係）。③や⑤は解説なので無関係。④と⑥は実験室の話なので（実際の患者とは）無関係。⑦は化学療法との併用なので無関係（ビタミンCで治るなら化学療法はいらない）。

というわけで、7つの紹介論文はいずれも「無関係」な論文なのです。誠実な医学者なら、「これらのデータを持って高濃度ビタミンCでがんが治ると証明するものではありません」と言うべきですが、西脇氏は「研究は急速な進展をみせ」とべた褒めです。この時点でかなり「トンデモ」本の可能性が高いです。

†インチキ論文が根拠となっていることもある

根拠①と⑦については実際に元論文に当たってみました。①については、高用量のビタミンCをがん治療として用いた3症例を報告したものです。[*6] 同書60頁ではビタミンCは学術的にはアスコルビン酸と書くべきで、そう書かないのは「怪しい」と批判していますが、このケースレポートは「ビタミンC」を使ったと書いています。「怪しい」ですね。

この症例報告の1例目は腎細胞がんをもつ51歳の患者です。手術の後で肺に腫瘤が見つかり、通常の治療ではなくビタミンC大量点滴療法を選択されました。ただし、肺の腫瘤は生検をしていないので転移だったかどうかは推測に過ぎません。他にもいろいろ代替治療を併用し、肺の浸潤影は小さくなったというものです。その後彼女は肺がんも発症し、このときもビタミンC療法を選びますが、そのときは効果がなく、亡くなってしまいました。

2例目は49歳の男性で、膀胱がんの患者さんです。膀胱がん切除術後、ビタミンC点滴療法を受けました。彼は9年間のフォローでまったく再発や転移はありません。ただし、他の代替療法も併用されていました。でも、この場合手術の後で再発がなかっただけなので、ビタミンCが効いたとは言いがたいと思います。

3例目は60歳の女性で、悪性リンパ腫でした。放射線療法を受けた後、ビタミンC点滴療法を受けました。患者さんはその後10年間元気でいましたが、やはり他の代替療法も併用していました。

いずれにしても、ビタミンCだけで治った事例ではないですし、他の治療が効いたのかもしれません。これだけで「ビタミンCでがんが治る」と結論づけるのは相当ナイーブな医者だけだと思います。

⑦は14人の進行膵がん患者にジェムシタビンとエルロチニブという標準治療に加えて高

用量のビタミンC注射を8週間行ったものです。9人が治療を完遂することができ、そのうち2人にがんの進行が認められました。また実験中、8つの重篤な有害事象が起きました。[*7]

第一相試験は治療の効果を吟味するものではなく、「吟味する価値があるかどうか」を調べる小規模な試験です。この試験の結果を見てもビタミンCがよいのか悪いのか、まったく判断することはできません。ジェムシタビンとエルロチニブの作用も勘案しなければいけません。

ところで、同書ではビタミンCががんの生存率を高める根拠として、1976年の比較試験を紹介しています（67頁）。100人のビタミンC治療群の平均生存日が210日以上だったのに対して、対照群では50日。4倍以上の生存日数だったというのです。[*8]

これがむちゃくちゃなインチキ論文なんですね。もとの論文を読むと、ビタミンC投与を受けている患者に対して、年齢とがんの臓器と組織（顕微鏡で見た形）が同じ10人の患者を比較するという研究方法です。でも、これだと末期ですぐに亡くなりそうな患者を対照群に組み込めばあっという間にビタミンC圧勝のストーリーを捏造できます。事実、対照群は平均50日で亡くなっており、あきらかに「亡くなりそう」な患者が選択されていたことは明白です。

加えて言うならば、ビタミンC群の患者も結局は亡くなっており、「ビタミンCでがんが治る」ことをこの研究は示していませんから、語るに落ちたとはこのことです。「いやいや、この当時のビタミンC療法は私が使っているのとは違う」という反論もあるかもしれませんが、それなら同書でこの論文を引用する理由が分かりません。

この程度のインチキ論文を大げさに引用するのだから、「トンデモ」の可能性は極めて高いわけです。

†人工甘味料はどのくらい健康に悪いか

食べ物に関する本がすべて「トンデモ」なわけではありません。例えば、地中海食のところで少し紹介した、浦島充佳著『ハーバード式病気にならない生活術』(マキノ出版)は各種の臨床データをバランスよく引用し、科学的妥当性の高い推奨をしていると思います。

カロリー制限の所でも紹介した大西睦子氏の『カロリーゼロにだまされるな』(ダイヤモンド社)もなかなか面白い本です。同書では甘味料をとくに検証しています。

さて、人工甘味料は以前から発がん性のリスクが懸念されていました。例えば、古典的な人工甘味料であるサッカリンは、大量に摂取すると膀胱癌が増えると言われていました。しかし、現実世界の量ではがんは増えないと後に分かりました。[*9]

現実世界と実験室の世界をきちんと区別することは大事です。「ワラビをバケツ一杯食べるとがんになる」「バケツ一杯ＨＩＶ感染者の唾液を飲めば感染する」などと言われるように、実験室では現実世界ではとてもありえないような大量の曝露で発がん性や病気のリスクを吟味します。そのほうが研究結果がでやすく、よって業績になりやすいからです。サッカリンも実験室レベルの大量摂取ではがんの原因になりますが、現実世界ではむしろ「最も安全な人工甘味料」と考えられているのです。

その他の人工甘味料についても、『カロリーゼロにだまされるな』にはダイエット・ソーダを１日４缶以上飲むとうつ病のリスクが増す、といった研究を紹介しています。たしかに、アメリカでは１日２Ｌのダイエット・コークを毎日飲んでいた病院職員とか見ましたし、映画館に行くと超巨大なダイエット・コークが売られています（ポップコーンと一緒に）。けれども、日本人で毎日４缶ダイエット・コークを飲む人は、かなりまれな部類に属するのではないでしょうか。やはり「現実世界ではあまり気にする必要ない」というのがその研究の意味するところだと思います。

マウスの実験で「人工甘味料が耐糖能異常を増やす」といったデータはありますが、やはり「実験室のデータ」はそのまま現実世界の人の常識に置き換えてはいけません。[*10] この論文でも著者は「大量に人工甘味料を摂取すると影響があるかも」といった穏やかないい方しかしていません。実はこの実験では人に対する人工甘味料の影響も検証していますが、それはヘモグロビンA1Cにして3カ月で0・2％程度の微細な違いに過ぎませんでした。統計学的には有意差が出たので、化学実験としては「成功」ですが、臨床医としては「だからなに？」という結果です。

ここでも「極端なことをすると体に悪い」という一般原則こそ通用すれ、逆に「ほどほどだったら問題ない」ということを示唆しているのです。

アスパルテームについては脳腫瘍との関連も議論されていますが、決着はついていませんん。決着がついていないということが「リスクがあるにせよないにせよ、それは小さなリスクだ。極端なことをしなければ大丈夫」という意味です。

ちなみに、携帯電話の電磁波も脳腫瘍との関連が指摘されています。しかし、後のメタ分析ではその関連は否定され、まあ朝から晩まで電話をするような生活を毎日何年もしないかぎりは、そのリスクは問題ないと考えられます。[*11]

†「脂肪をたくさんとりなさい」は本当か

ジョン・ブリファ氏の『やせたければ脂肪をたくさんとりなさい』（朝日新聞出版）はかなり質の高いダイエット本です。豊富な臨床データを引用しているのが特徴です。また、「本書が主眼とする減量方法は万人向けではないかもしれません」と冒頭に述べており、こういう制限（limitation）をきちんと述べているのも素晴らしいです。

ただ残念なのは邦題。原題は「Escape the Diet Trap（ダイエットの罠にはまってはいけない）」であり、決して同書の内容は「脂肪をたくさん取りなさい」と主張しているわけではありません。朝日新聞出版、センスないなあ。

細かいところではブリファ氏も引用文献の使い方を間違えています。例えば、飽和脂肪酸を減らしても「心血管病のリスクや全死亡リスクを引き下げることはないとわかりました」と書かれていますが（102頁）、原著論文を当たると、心血管病のリスクはメタ分析で減ったと書かれています。[*12] だから、ブリファ氏が「飽和脂肪酸を減らすのは意味がない」と主張しているのは必ずしも妥当とはいえません。

とはいえ、ブリファ氏は引用論文をきちんとリストアップしているので検証するのはとても簡単です。健康本とはかくあるべきで、第三者がきちんと内容を吟味できるようにするのが望ましいです。

また、ブリファ氏は「トランス脂肪を食べることが人間の体重に与える影響を調べた研究はありません」(107頁)とか、「疫学的証拠によって、マーガリンが心臓病を引き起こすことを証明することはできません」(110頁)と誠実に記載して、そのような制限下でマーガリンの摂取し過ぎはよくない、トランス脂肪も「避けた方がいい」と述べています。内海聡氏のように「全否定」はしないのです。

†20年間マーガリンを食べるとリスクが1割増しはたいしたことない

食品に関するデータはたいていあいまいです。そのあいまいなデータから「私はこう思う」という主観がもたらされます。あいまいなデータから「トランス脂肪を食べるのは最悪」的なトンデモ口調はできません。だから、質の高い健康本ではブリファ氏のように抑えの効いた、断言口調のない、ややあいまいな推奨がなされます。

なお、同書では「長期的には、1日小さじ1杯のマーガリンを摂取するごとに、心臓病のリスクが10パーセント上昇することが明らかになっています」(110頁)とありますが、引用している原著論文を読むと、マーガリンを1日小さじ1杯とっても10年後の心血管系疾患リスクは増加せず、11年目から21年目にかけて1・1倍（つまり10％増）になると書かれています。「摂取するごとに」という書き方はちょっと誤解のもとで、もしかしたら誤訳なのかもしれません。

いずれにしても20年間毎日マーガリンを食べてリスクが1割増しは、ぼくは「たいしたことないんじゃないの？　少なくともたまにマーガリン摂るぐらいはどってことなさそう」と思いました。

同書では、「牛乳を飲んでも骨折は減らない」など、我々の「常識」を揺さぶるような興味深い研究結果をたくさん紹介しており、とても勉強になります*13（152頁）。そういえば、最近では毎日3杯以上の牛乳を飲むと骨折が増える。そして死亡率も高まるというびっくりな報告もありました。どんなものでも過剰に、継続的に摂取すると健康によくないということがここからも分かります*14。

逆に「早食いは肥満のもと」という我々の「常識」に合致するような考えをデータで実証する論文も紹介しています*15（171頁、これは日本からの論文ですね！）。

地中海食が体によい、とよくいわれ、その根拠としてオリーブオイルやナッツの摂取がよく指摘されます。しかし、ぼくは地中海食は「ゆっくり、みんなで楽しく食べる」ところにも効果の遠因があるのではと思っています。この論文はそれを支持するものですね。

†減量には役に立たなくても健康によければいいじゃないか

あと、同書で良いのは「あれ」と「これ」をきちんと区別していることです。

例えば、有酸素運動は「減量にはあまり役に立たない」と批判していますが、「健康にはいい」と評価もしています（224頁）。有酸素運動の役に立つところと、立たないところをきちんと区別しているんですね。

「トンデモ」本は白黒はっきりと「なんにでも効く」食事を賞賛し、別の食事を全否定します。そういうところが同書にはありません。ぼくは同書に控えめで中庸の精神を持つよいイギリスの精神を感じます。本当は日本もこういう中庸の精神をエートスに持ってたんだと思うんですけどね。最近はアメリカの影響なのかどうか知りませんが、白黒はっきりの「トンデモ」論調が多くて危険だと思います。

同書は「人を惑わす間違った宣伝文句を信用してはいけない」（255頁）と主張していますが、まったくその通りだと思います。また、「健康に良くない食べ物への脱線は、食事全体のなかでとらえましょう。ヘルシーな食事は「オール・オア・ナッシング」というわけではありません」(256頁)とここでも中庸の精神が発揮されています。こう考えるとやはり邦題はもったいなかったですね。

同書は「食べすぎは問題にならない」(210頁)とは述べていますが、「食べ過ぎてもよい」とは述べていません。つまり、自分の満腹具合をきちんと把握していれば自然に食べ過ぎなくなるのであり、「問題にならなくなる」と言っているのです。たとえばテレビを見ながら漫然と食べていたりすると過食になってしまう、と注意を促しています。食べすぎはやはりよくないのです。

だから、「脂肪をたくさんとりなさい」という邦題はやはりミスリーディングで著者の本意が伝わっていません。この「自分の満腹具合をきちんと把握する」というのは本書で述べる「食べ物のことは自分に聞け」の主張とほぼ同じです。

どうでしょう。健康を扱った本には「トンデモ」がとても多いことがわかりました。そして、「トンデモ」な本には断言口調だったり、論理の飛躍があったり、極端だったりする共通の特徴があることがわかりました。そして、「トンデモ」でない本は、栄養学のあいまいさや不確かさを誠実に認め、ある食事が絶対的に正しく、別の食事が絶対的に間違っているという言い方はしていないこともわかりました。

ということは、どの食事が私にとってよく、どの食事がいけないのかも簡単にはわからないということですね。

さあ、「食の安全」の本質まであと一歩です。

第六章　『美味しんぼ』から『もやしもん』へ

『美味しんぼ』（小学館「週刊ビッグコミックスピリッツ」連載）は1980年代から連載されている超長寿漫画で、すでに単行本は100巻を超えています。新聞記者の主人公山岡士郎が相棒の栗田ゆう子と「究極のメニュー」を作り、山岡の父にして食べ物の権威である海原雄山の「至高のメニュー」と対決する、というストーリーです。『美味しんぼ』は日本にたくさんあるグルメ漫画の代表格です。同時に、食と健康、食の安全についてもこれまで繰り返し取り扱ってきた作品でもあります。

『美味しんぼ』が日本の食にもたらした影響はとても大きかったと思います。

この作品が連載され始めた1980年代は日本がバブルに浮かれていた時代で、あらゆる価値が浅はかになっていました。食についても同様でした。また、日本人が「エコノミックアニマル」と呼ばれて諸外国（とくにアメリカ）から批判を浴びていた時代でもありました。

『美味しんぼ』連載当初の一番大きいテーマは「日本の食文化が危ない、日本の文化そのものも危ない」という危機意識でした。

1980年代はバブルと並行して色々な食生活、食文化の変化があったと思います。『美味しんぼ』は最初の20数巻が1980年代に発表されています。ここに、その後何十年も続く『美味しんぼ』の要諦がみられると思います。

†80年代日本食は「ださかった」

では、1980年代はどのような時代であったか。

例えば、1980年代は日本を軽蔑、西洋素晴らしい的な価値観が若者世代に広がった時代でした。日本映画は衰退し、映画のヒット作はほとんどハリウッド、洋楽もこのころは人気でした（今では考えられないことですが）。海外旅行に行ってはブランド品を買い漁ったり、タイの風俗街で買春したりという、かなりみっともない行為もありました（エイズまでは）。

日本文化に対する軽蔑は、日本食に対する軽蔑にもつながりました。伝統的な日本食はださい、と思われていたのです。「ださい」自体がいかにも80年代的ですが。

それを象徴するように、『美味しんぼ』でも日本食はださい、という当時の風潮を問題視する作品がなんども掲載されています。作品中のセリフを引用すると、「だっせいの。今時、日本そばなんて」（第2巻「そばツユの深味」）、「日本酒みたいな下等な酒」（第4巻「酒の効用」）、「竹の子だと？　実に貧しい日本的発想だよ、世界にはうまい物が山ほどある」（第5巻「青竹の香り」）、「日本料理の吸い物なんて（コンソメスープに比べれば）貧乏たらしくて下らん物ですよ」（第6巻「日本のコンソメ」）。

どうでしょう。21世紀の現代において、日本文化が恥ずかしい、という人はそんなに多くないと思います。そばや日本酒、タケノコを「ださい」「下等」「貧しい」と思う人は少ないでしょう。というか、タケノコのいいのはむちゃくちゃ高額ですし。バブル時代の日本は経済的にはふんぞりかえり、文化的には過度に萎縮する、わりと恥ずかしい時代だったんですね。『美味しんぼ』はこれに真っ向から反論し、「そんなことはない。日本食は貧しくない。西洋食にも引けを取らない」と主張したのでした。立派です。

その経済的にはふんぞりかえっていた「経済大国日本」のおごりも『美味しんぼ』が問題視してきたテーマです。『美味しんぼ』は「経済大国日本万歳」という浅はかな日本人を批判します。「日本のグルメブームがこんなに浅薄になった理由は、売り上げをのばし視聴率を稼ぐために面白おかしくあおり立てたジャーナリズムと、食品産業のお先棒をかついだ、御用評論家の声が大きかったからです」（第26巻「グルメ志向」）と言わせます。

これなんか、政府が「なにより経済優先」となんでも金で解決しようとする現代日本でも通用する批判ではないでしょうか。『美味しんぼ』の批判精神が、とても射程の長いものであることを痛感させます。

80年代は、まだ戦中、戦後派も社会で多く活動していた時代でした。「貧しい日本」に対する劣等感や否定の感情がまだまだ強かったのでしょう。そして、その否定の感情は、海外（欧米）のほうがえらい、という劣等感と羨望感に転化しました。「貧しくないことが大事、金持ちになることが大事」と、「日本の文化は古臭くてださい、西洋文化がナウい（のちに90年代には、これがトレンディーと呼ばれます）」が80年代の日本に普遍的な価値観でした（もっとも、島根の片田舎にいたぼくはその価値観を全然共有する機会がありませんでした。バブルも無縁、キラキラした西洋文化も無縁、日本文化への劣等感も無縁でした）。

†はじめての化学調味料批判

1980年代はファーストフードやコンビニが普及した時代でもありました。効率化と家事が「ださい」という時代でもありました。手っ取り早い調理がもてはやされ、その結果化学調味料など炊事に便利なものが普及しました。

この化学調味料批判も『美味しんぼ』が普及させたと思います。

80年代は「味の素」全盛時代で、普通に外食でもうちでも「味の素」を使っていました。

うちの祖父は当時、「味の素」が大好きで、何にでもバサバサふりかけていました。

これに対して『美味しんぼ』では化学調味料の入った食材をかなり強く批判してきました。例えば、化学調味料をたっぷりつかった冷やし中華はけちょんけちょんにけなされています（第8巻「スープと麵」）。

現在のぼくらは化学調味料にネガティブなイメージを持ちがちです。Mpacのデータによると化学調味料の売り上げは年々下がってきています。[*1] このような化学調味料離れに『美味しんぼ』が繰り返してきた化学調味料ネガティブキャンペーンが寄与したところは小さくないとぼくは思います。

ただ、当初の『美味しんぼ』では化学調味料を全否定しているのではなく、「大量使用はよくない」という、比較的穏やかないい方でした。化学調味料（グルタミン酸ナトリウムなど）の使いすぎはMSG症候群という病気の原因にもなります。中華料理に化学調味料が大量に使われたことから中華料理店症候群という異名も持っています。しかし、少量使う分には問題ないのです。『美味しんぼ』も連載当初は「化学調味料の使いすぎ」を問題視していましたが、次第に添加物があること「そのもの」を否定するようになっていきます。

†環境への目配せも

農薬、除草剤、化学肥料などに批判的なのも『美味しんぼ』の特徴です。「虫を殺したりほかの草を殺したりする薬が、農作物にはなんの影響も与えないなんてはずがあるもんかい」というわけです（第8巻「SALT PEANUTS」）。

環境破壊、公共事業の問題を大きくクローズアップしたのも『美味しんぼ』でした。第14巻の「椀方試験」では、ぼくの故郷、島根県（および鳥取県）の中海・宍道湖淡水化問題とシジミの味を取り扱っています。その後淡水化事業は凍結。もっとも、近年宍道湖のシジミは味も出荷量も落ちているようですが。かつては日本一の生産量を誇り、とても美味しかったのですが。[*2]

その後の『美味しんぼ』でも各地の環境破壊と食の安全については繰り返しとり上げられています。

環境保全に関連して、水の美味しさが強調されたのも『美味しんぼ』の功績だと思います。80年代はまだミネラルウォーターやペットボトルのお茶はメジャーではなく、「水道水」が水のすべてでした。島根のぼくは実家の井戸水の水で美味しい水を堪能していましたが、東京に行くと水道の水が臭くてまずいのに閉口していました。そういう時代です。紙パックの技術の稚拙さもあって、当時の水は水道水もミネラルウォーターもよくありませんでした（第11巻「真夏の氷」など）。『美味しんぼ』はこうした当時の風潮を厳しく批判したのでした。

†食べ物の味は自分の舌で評価しろ

ぼくは昔からこの漫画が好きでした。なんといっても原作者の雁屋哲氏の主体的な批判精神は、特に80年代の日本においては珍しかったからです。80年代は「みんなにあわせること」「流行に乗っかること」が「ナウい」とされていましたから（ほんと、80年代って思い返すにバカバカしい時代ですよね）。

雁屋氏は形式ではなく、本質を大事にします。有名な食材フォアグラよりも新鮮なアンコウの肝（アンキモ）の方が美味しい。食べ物はレッテルではなく味で勝負すべきだと主張します（第1巻「味で勝負!!」）。メディアで賞賛されたり有名人がよくいく店が必ずしも美味しいわけではなく、食べ物の味は自分の舌で評価しろと主張します（第2巻「手間の価値」）。ここではメディアに賞賛されて堕落していった中華料理屋とそれを批判もせずにありがたがって行列に並び続ける客の「堕落の共犯関係」を批判しているのです。ガイドブックの「評論」をありがたがってはいけない、というのも『美味しんぼ』の一貫した主張です。

それから、ぼくが感心したのは雁屋氏の文化的価値相対的姿勢です。

雁屋氏は日本文化をとても大事にします。それは「美味しんぼ」にでてくるたくさんの和食をめぐるエピソードや、落語、文楽、歌舞伎、陶芸など多くの日本文化に対する言及からも明らかです。

しかし他方で、雁屋氏は世界中のあらゆる文化圏の文化も尊重します。中国の文化、西欧の文化、アメリカの文化、そしてオーストラリアなど、多様な価値観を尊重し、「日本がダメで西洋が」とか「西洋がダメでやっぱり日本」とは言いません。だからこそ、『美味しんぼ』はこうした党派性の強い読者には批判を浴びると思いますが、その批判に負けずに著者も編集者もよく何十年も頑張っていると思います。まあ、「味覚音痴のアメリカ人」とか、アメリカには厳しめな論調が多いですが（第9巻「ハンバーガーの要素」）。

また、80年代は田舎がだめ、都会がナウい時代でしたが、『美味しんぼ』では当初から東北や島根といった地方の食材も扱っており、地方を大事にしています。民謡のような地域の伝統芸能も雁屋氏は好きですね。ドラマの「あまちゃん」などが象徴的ですが、21世紀の現代において地方や地方文化、方言といったものを馬鹿にするのは、むしろみっともないというエートスが我々には根付きつつあります。そういう意味でも、80年代の雁屋氏は未来を先取りしていたと思います。田舎暮らしのぼくには、都会賛美をしない雁屋氏の論調はかっこいい、と思ったものでした。

†食べるということの原罪

それから、雁屋氏は人の「食べる」という原罪性にも自覚的です。「生き物を食べるのはかわいそうだ」「生き物を食べるのは当然だ」のどちらもとらず、「生き物を食べるのは残酷だ。その原罪を背負って人は生きていく以外に選択はない」と言います。

だから、捕鯨に反対する団体の偽善を非難します（第13巻「激闘鯨合戦」）。ここでは鯨を食べてはいけないという諸外国を批判するだけでなく、この問題に無関心だった日本人にも批判の矛先を向けている点でコスモポリタン雁屋氏の面目躍如たる傑作です。肉食批判のベジタリアンを雁屋氏は批判し、鯨を食べる日本人批判を批判し、犬を食べる韓国人批判を批判し、フィリピンやベトナムの孵化しかけのゆで卵、ホヴィロン批判を批判します。そこには徹底した、「人間が生き物の命を食べるのは残酷だが避けられない原罪だ。あれを食べてこれを食べないからその罪から免れられる、というのは人間の思い上がりにすぎない」という強い教訓を示しています。ベジタリアンだって地球上の植物を殺しまくれば環境破壊の主体になりうるのです。

食べ物は旬のものを食べるのがいい、というのも『美味しんぼ』の基本的なメッセージです。高級なカラスミでも時期を外したものは、旬のイカの塩辛よりまずい、と『美味しんぼ』は教えます（第6巻「真冬の珍味」）。ここでも「カラスミ」というブランド効果を持つ「名前」をありがたがるのではなく、自分の舌で判断しろ、というわけです。

養殖物はよくない、天然物がよいという指摘を普及させたのも『美味しんぼ』だと思います。第7巻の「天然の魚」など、養殖と天然ではこんなに味が違う、というエピソードは何度も繰り返されています。

†良いものは良い、というプラグマティックな実証主義

それと、『美味しんぼ』は実証的でもあります。「ハウス栽培の野菜はまずい」という定見を受け入れず、たとえハウスでも「緑健農法のトマト」は美味しいと主張します（第7

巻「大地の赤」)。このへん、『美味しんぼ』は単なる伝統主義、懐古主義ではありません。

第34巻「究極VS至高　サラダ勝負」では、市販のマヨネーズが腐らないのは添加物のせいではなく、酢のおかげであると科学的に解説し、かつ「自家製のマヨネーズのほうが美味しい」と両者の見解を正当に評価しています。また、第35巻「低塩の害!?」では梅干しを扱い、塩分が体によくないことを認めつつ、たまに塩辛い梅干しを食べるのもどってことない、と正論を述べています。

第28巻には「長寿料理対決!!」として沖縄料理を扱っています。ここで禅宗の高僧は粗食かつ高齢なので、長生きであるという見解を非科学的で、禅僧全体の平均寿命を統計学的に分析すべきだ、と言います。こういう「トンデモ」を否定しているのも『美味しんぼ』の特徴です。また、栄養分が足りず、かつ長寿な高僧がいるとしたら、「ふつうの人間を超越した神秘的な存在」か「栄養のある食物をしっかり食べている」のだと断言します。「科学万能の世の風潮に嫌気がさしているお気持ちはわかりますが、物ごとを科学的に考える態度は大事です」と海原雄山にも言わせているのです。ごもっともです。

良いものは良い、というプラグマティックな実証主義がここに現れており、やはりプラグマティストであるぼくは強く共感を覚えるのです。

食品成分表を用いて日本の野菜の栄養価が下がっていることを指摘したのも『美味しんぼ』です（第22巻「食品成分表の怪」）。もっとも、すでに指摘したように摂取量そのものでいうと、日本人のビタミンやミネラルの摂取量はそれほど時代を経て変化はしていませんが。

第21巻の「命と器」はぼくが一番好きな話の一つです。人間国宝の陶芸家、唐山陶人の茶碗を料亭の仲居が割ってしまいます。しかし、山岡士郎は割れた茶碗でそばがきを作り、国宝級の陶器よりも限界のある人の命の方が素晴らしいと言います。ヒューマニスト雁屋氏の面目躍如たる作品だと思います。

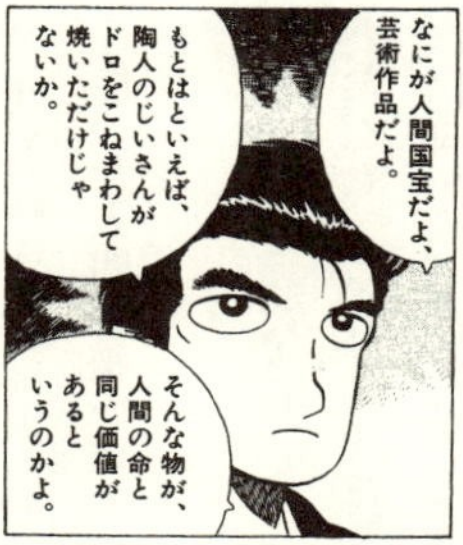
なにが人間国宝だよ、芸術作品だよ。
もとはといえば、陶人のじいさんがドロをこねまわして焼いただけじゃないか。
そんな物が、人間の命と同じ価値があるというのかよ。
第21巻「命と器」の山岡士郎

†『美味しんぼ』における問題点

その『美味しんぼ』はかっこいい名セリフもたくさん残しています。例えば、

人の心を感動させることが出来るのは、人の心だけなのだ。材料や技術だけでは駄目だっ!!（第5巻「もてなし

の心」これは海原雄山のセリフ）

作った人間が嫌いでも食べ物には敬意を払え（第92巻「怒りにデザート？」）

なんて名言だと思います。

ただし、『美味しんぼ』にも若干問題がないわけではありません。まあ、漫画としての面白さや料理の美味しさに関する批判は本書の範疇を外れますから、「食の安全」についてのみここで検討します。

まずは、本書で何度も申し上げている「程度の問題」を無視している点です。

例えば、せんべいに使っている醤油の原料・大豆について「輸入大豆は現地で薬品を使って燻蒸するんです。その薬品には発癌性があるとも言われています」というと、登場人物が「やだ、こわい」「ひどい話ね」と全否定してしまいます（第3巻「醤油の神秘」）。発がん物質も程度問題で、せんべい一枚、一袋くらいならまったく問題ないはずなのですが。

家畜に使われる抗生物質はぼくも感染症屋としてかなり問題にしています。しかし、ここでも「程度」は大事です。『美味しんぼ』では「どんなにわずかでも、抗生物質が入る可能性があるのはイヤだわ」と登場人物の栗田さんに言わせています（第12巻「玄米VS白米」)。しかし、これは観念論というべきで、少ない量の抗生物質は多い量の抗生物質とは違うのです。

あと、「手間ひまかけなければ、本物の味は得られないんです」(前掲)を強調しすぎです。これだと食品関係の人たちはかわいそうです。味や安全を担保しながら、余計な苦痛や苦労は減らすべきなのですが、「たくさん苦労したほうがよく、楽をするのはいけない」と強調します。小規模なメーカーを賛美しつつ、大手メーカーを全否定しがちなのも『美味しんぼ』のよくないところです。

また、安全に対する観点が偏っているのも問題です。例えば、生肉にはまったく無頓着です(第18巻「生肉勝負」)。この回ではユッケ、そして生レバーも食べています。厚生労働省が禁止する前ですし、腸管出血性大腸菌が有名になった堺市のアウトブレイク(1996年)の前の80年代ですから、まあ「知らなかった」という可能性はありますが。

生牡蠣や刺身、洗いや寿司は何度もなんども使われていますが、これらも寄生虫感染の問題があります。例えば、イカとかサバとかはアニサキスが問題になります。

第30巻の「鮭勝負!!」では生の鮭における寄生虫感染の問題を論じています。アニサキスやサナダムシ(条虫)の問題です。でもそれをいうならイカやサバにもアニサキスのリスクはありますし、逆に鮭に関連した日本の条虫（多くは日本海裂頭条虫です）はほとんど無症状で人体には悪影響がありません（海外の条虫は貧血の原因になることがあります）。海原雄山氏は「火を通さずに生で食べること自体、ある程度の危険はさけられないかもしれない。だが、さけられる危険はさけるべきだ。アジやサバで当たったら不運となぐさめられるが、生鮭でサナダ虫をもらうのは愚かと非難されねばならぬ」はシンプルに医学的に間違いです。第37巻「生きた宝石」ではホタルイカを踊り食いしますが、ホタルイカの旋尾線虫も問題です。

生でものを食べるときは必ずリスクが付いて回りますが、『美味しんぼ』ではそれはスルーしているのですね。山岡士郎はサルモネラの食中毒にすらなり、危うく一命を落とすところでした（第43巻「敗北宣言」）。生卵を使った料理は『美味しんぼ』で繰り返し紹介されていますが、化学肥料や化学調味料をあれだけ「健康に良くない」と批判しておいて、それはどうかと思います。

あと、タバコについては極めて厳しく全否定なくせに、お酒に関してはものすごく寛容です。健康によい食事とか繰り返しておきながら、主人公の山岡士郎はしばしば二日酔いですし、主要な登場人物の富井副部長は酒乱ですぐに暴れます。健康に良くないのはあきらかですね。

一番、あかんと思ったのは第74巻「恍惚のワイン」です。ここではワイン・エキスパートのぼくがよだれを流しそうな超高級ワインを試飲していくのですが、そのとき山岡の連れ合い、栗田ゆう子も一緒にワインを飲んでいるのです。そのとき栗田は妊娠していました。妊婦にワインを飲ませるのは、いくらなんでもひどすぎです。農薬や除草剤どころの問題ではありません。ちょっとこのへんの健康意識のバランスの悪さは、医学的には極めて問題です。

†人は身勝手な健康基準を作ってしまう

『美味しんぼ』連載当初、高校生だったぼくはこのような雁屋氏の健康に対する態度があやふやで、ダブルスタンダードなのはあかんやろ、と思っていました。『美味しんぼ』は確かに面白い漫画だけど、健康に対する基準があいまいじゃないか、作者の主観次第であるものはよいといい、あるものはダメだと貶す、なんかそれって大人の身勝手じゃん、と思っていたのです。

しかし、大人になったぼくが思うのはこうです。大人は身勝手、主観に基づいたバイアスのかかった態度を人間は取ってしまうものなのだと。その一例として雁屋氏の『美味しんぼ』があるのだと。

要するに、雁屋氏の人生観からすると化学調味料や農薬のリスクは何が何でも許容できず、酒を飲みすぎるリスクはまあ、どうでもよいのであると。

それは客観的、医学的には正しい態度ではありませんが、一人の人間はたいていそういう身勝手な基準で健康基準を作っているのです。

所詮、『美味しんぼ』は「スピリッツ」というエンターテイメント漫画雑誌に連載されるエンターテイメント漫画にすぎません。そこでは、作者が自分の主観で物語を作る十全たる権利を持っています。雁屋氏の言うことが科学的に正しいというわけではないですが、雁屋氏が「そう思っている」というその主観そのものを他人が否定することはできません。

そう気がついて、ぼくは「なるほど」と理解したのでした。

まあ、『美味しんぼ』の不幸は、単なるエンターテイメント漫画だったのに、それが日本最大のグルメ漫画と見なされるようになり、一種の権威を持つようになったことでしょう。権威主義を一番嫌った雁屋氏が権威を持つようになったのですから、これは皮肉な逆説です。美味しんぼに紹介された店に客が殺到したり、食材があっというまに売り切れてしまう現象は、雁屋氏にとっては悪いジョークのようなものだったのではないでしょうか。

その『美味しんぼ』で、２０１４年4月、主人公・山岡士郎が福島県を訪れ、「原因不明の鼻出血を出す」エピソードが紹介され、これが論議を呼びました。漫画の中では鼻血が放射線の影響によるものだとは断定してはいないものの、それを「ほのめかす」内容であったため、風評被害を助長しているというのです。

福島県で診療している医療者たちからも、鼻出血が増えているなんて話は聞いたことありません。ましてや放射線との関連はまず否定的です（鼻血の最大の原因は鼻腔粘膜の血管に傷がつくもので、この場合は、通常自然に治ります）。今回の描写は医学的には不適切だったなあ、とぼくは思います。

すでにあげたように、『美味しんぼ』が医学的に間違っていることはしばしばあります。しかし、これはエンターテイメント漫画なのですから、あまりにうるさく「医学的な正しさ」をそこに要求する方がどうかしているともぼくは思います。

「スピリッツ」のような漫画雑誌に権威を与えてしまうのは、漫画のよさそのものをスポイルしてしまう残念な話です。漫画の内容が荒唐無稽だったり、「正しく」ないなんてアッタリマエだと思わなければ、漫画なんて楽しくないのではないでしょうか。

雁屋氏が炎上マーケティングを狙って、ありもしない鼻血話をでっち上げたのであればこれは非難に値するでしょう。しかし、80年代から『美味しんぼ』を読んできた愛読者としては、それは違うと思います。本当に福島で取材をして、本当に鼻血や体調不良に苦しむ人に会って、雁屋氏の主観として「これは問題だ」と感じたのだと思います。

『美味しんぼ』第104巻「食と環境問題」では、核燃料再処理工場のある六ヶ所村周囲の海産物を食べるのは自然界にある放射線曝露よりも小さくて問題ない、と指摘しています。そのうえで、こうした工場に事故が起きた時の被害の大きさは甚大で、再処理工場には反対の立場をとるのです（この懸念は残念ながら的中してしまいました）。雁屋氏は頑迷に放射線そのものを否定する原理主義者ではありません。

主観をもとに漫画を作る権利は、どんな漫画家にもあります。だから、雁屋氏に「医学的な正しさ」を要求するのは筋違いです。風評被害、風評被害といいますが、たかが漫画に踊らされて健康・医学的な判断をしてしまう人々のほうがどうかしています。雁屋氏が風評を作っているのではありません。風評は個人が作るのではなく、複数の人々が作り上げるものです。

福島の放射線が原因で鼻血が出るというのは医学的なプラウジビリティーが低いです。

しかし、医学的直観が間違っていることもままあります。「カロリーたっぷりなナッツを食べると死亡率が下がる」なんて話は直観的には信じがたい話でしたが、実際に検証するとその通りで、地中海食は現在は高く評価されています。だから、医学的直観だけを根拠に断定的な判断を下すのは、やはり医学・科学的態度ではありません。

したがって、この問題について本当に真剣に取っ組み合いたいのであれば、雁屋氏を擁護したり罵倒するのではなく、まずは沈黙し、そして検証するのが科学的に妥当な態度です。福島の人たちの鼻血などの健康異常の発生率を調べ、それを放射線曝露のない地域のものと比べる。それだけでは不十分です。もしかしたら鼻血の原因は他にもあるのかもしれません。例えば、「風評被害のストレス」とか（ありそうなはなしです）。だから、鼻血の出た人物とそうでない人物の内部被曝量を比較するなど、因果の妥当性をさらに深く検証する必要があります。

これまでにも指摘したように、因果関係の「証明」は難しいです。因果関係と前後関係の取り違えはしばしばですし、厳密な意味での「因果」を証明するのは哲学者のデビッド・ヒュームが指摘するように、かなり難しいのです。

文化多様性を尊重しつつ、その反面ある意味頑迷だった『美味しんぼ』も２０００年代からは少しずつ大らかになっていきます。最初は「こんなものは食うに値しない」など、まずい食べ物（と感じられたもの）は全否定だった海原雄山と山岡士郎ですが、「日本全県味巡り」シリーズになり、各都道府県の郷土料理を紹介するようになって、さらに寛容になります。

「高知編」（第87巻）や「長崎編」（第98巻）では、非常に甘い地元の食べ物が出てきます。島根もそうですが、田舎は全般的に甘くてしょっぱい食べ物が多いのです。

今までだったら「こんなまずいもの食えん」と言われそうなこういう郷土料理も「土地それぞれに違った味覚があって当然」「他所の土地の人間の好みである土地の味覚をとやかく言うのはおかしい」（高知編）とまで言わせています。第109巻ではお待ちかね「島根編」でしたが、有機農業が理想的ではあるが難しく、「高齢者で、できない方もいる」とその制限も認めました。『美味しんぼ』、成長しましたね。

†『美味しんぼ』から『もやしもん』へ

さて、『美味しんぼ』は80年代のチャラチャラした食生活に反省を促し、現在の健康食ブームへとつながる貴重な存在だったとぼくは考えます。一方、過度な自然食へのバイアスや健康についての医学的問題とか、反権威主義だった『美味しんぼ』そのものがステータスと権威になってしまったという問題が生じました。

そこでできたのが『もやしもん』（石川雅之、講談社、2004年より「イブニング」に連載）です。これは「菌が見える」大学生、沢木直保が主人公の、発酵、農業、食をめぐる、まったりとした物語です。ちなみに、麹を提供する種麴屋のことを「もやし屋」と呼ぶのだそうで、沢木の実家が「もやし屋」なので、これがタイトルのもととなっています。『もやしもん』は『美味しんぼ』のように食そのものを直接のテーマにしているわけではありませんが、菌による発酵は大きな伏線になっており、味噌や醬油といった発酵食品やビール、ワイン、日本酒といったアルコール飲料などについて深い洞察と検討がなされています。

『美味しんぼ』は80年代的チャラチャラな食の価値観をぶち壊しましたが、『美味しんぼ』そのものが一つの価値になってしまいました。「美味しんぼ史観」とでもいいましょうか。皮肉なことに、自由で主体的な食の判断を求め続けた『美味しんぼ』の史観が、逆に我々を不自由にし、そこから逃れられない人がでてきたように思います。

そこで『もやしもん』です。『もやしもん』では『美味しんぼ』で揺さぶった食の価値観に、さらにラディカルに（根源的に）問いをつきつけ、既存の価値観に揺さぶりを加えていきます。

『もやしもん』はまず、農薬を否定しません。全肯定もしませんが。

すでに述べたように、消費者は無農薬野菜を要求するけど、いざ「自分たちも草取りを手伝ってください」と言われるとすぐに怯んでしまうのでした。要するに無農薬野菜は自分はなんの苦労をしなくても、（私たちではない）農家の人たちが汗を流し、がんばればできるんだ、と「他人事」としてとらえていたのですね。そういえば、『美味しんぼ』の主人公山岡士郎と栗田ゆう子も知人の「おまちばっちゃん」の作る無農薬野菜や鶏肉を送ってもらって食べています。ちょっといじわるな言い方をすれば、彼らは高齢者に過酷な肉体労働を強いて、自分たちは何もせずに苦もなく無農薬野菜や自然に育てた美味しい鶏を甘受しているのです。自ら汗を流して無農薬野菜を育てているわけではないグータラ新聞記者の山岡士郎が「野菜は無農薬でなければだめだ」と強弁するのは、エゴイスティックに過ぎると言えないでしょうか。

『もやしもん』では無農薬か農薬という二元論でぶった切らず、「選択肢があることこそよいことなのだ」と『美味しんぼ』よりもさらに自由度の高い考え方をします。

『もやしもん』第1巻「はる」では、登場人物の樹慶蔵教授が農薬使用の田んぼを指して「完璧な管理で草刈りの手間もコストも低い科学の英知の耕田だ」と言わせています。その一方で休耕地の畦に咲いている、つくし、彼岸花、たんぽぽやミミズの効能も無視しません。非常にバランスのとれた態度です。

『美味しんぼ』第101巻「食の安全」では、食品添加物がたくさん入っている現状に登場人物が絶望します。しかし、『もやしもん』では逆です。たくさんの食品添加物を開発する創意工夫、それで食品が美味しくなる現実を直視し、「自分の舌で判断すること」「添加物、という「名前」で判断しないこと」を教えます。化学調味料を使うと食事は美味しい（こともある）と実際に食べてみて例証してみせます（第9巻）。『美味しんぼ』は基本的に「混ぜ物はダメ、ゼッタイ」派で、農薬も化学肥料も添加物も否定し、日本酒も純米酒オンリー派ですが、『もやしもん』では純米酒の価値を認めつつも、アルコール添加でも味は美味しい可能性もある

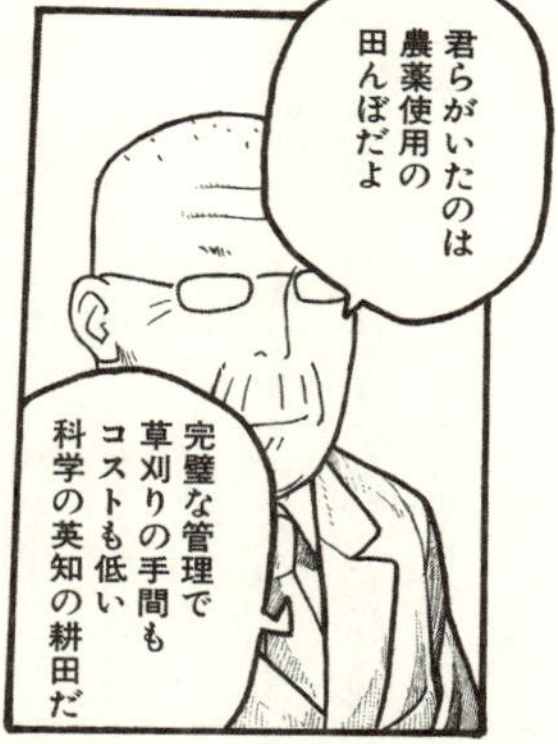

第１巻の樹教授の言葉

ことを否定しません(第13巻)。ここでも多様な価値観を認め、「自分の舌で判断しろ」というメッセージは『美味しんぼ』よりもよりしっかりしているとぼくは思います。そういえば、日本酒の価値を再認識させ、高めてくれたのは『美味しんぼ』の業績だと思いますが、「純米酒じゃなきゃ日本酒じゃない」みたいな困った人たちを増やしたのも『美味しんぼ』の影響が小さくないとぼくは思います。

『美味しんぼ』でも『もやしもん』でも、通底しているのは、「自分で判断する大切さ」です。しかし、「自分で判断しろ」と言っておきながらわりと雁屋氏の個人的な主張が強かった『美味しんぼ』でしたが、『もやしもん』ではかなり乾いた、より価値相対的な見方ができるようになっているとぼくは思います。21世紀的な、成熟した態度で、ぼくは日本人は80年代に比べるとずいぶんましになったのだな、と好意的にこの変化を見ています。

第七章

食べ物のことは他人に聞くな、自分に聞け

さて、本書では食べ物に関する数々のデータを吟味してきました。

そのなかで、動物実験はそのまま人間にはアプライできないことを例証してきました。また、たとえ人間を対象とした臨床試験でも、食べ物に関するそれは紛れ込む交絡因子が多くて確実な結論を導き出すことが難しい事も指摘してきました。多くの臨床試験が示す食べ物の健康に対する影響はとても曖昧だということも指摘しました。多くの食品や農薬、添加物についても長期的な健康に対する影響はよく分からないのだ、という点も示しました。

臨床試験は基本的に「帰納法は正しい」という前提で応用されます。もちろん、帰納法は正しいことが多いのですが、そうとは限らないこともまた事実です。他人は「あなた」ではないのであり、他人に起こることがあなたにも起きるとは限らないのです。よしんば臨床試験がある事実を示唆したとしても、それは「あなた」とは関係ないかもしれないのです。人間には個体差があるのです。

では、「あなた」はどうしたらよいのでしょう。

それは、本章のタイトルである「食べ物のことは他人に聞くな、自分に聞け」に尽きると思うのです。

†健康の問題はグレーが多い

適切な量のタンパク質、適切な量の糖質（炭水化物や砂糖など）、適切な量の脂肪、適切な量のミネラル、適切な量のビタミンは難しいものです。どんな食事も過剰にとりすぎるのもとらなすぎるのもよくないです。極論は危険なのです。栄養とか健康の議論は、白黒はっきりしたものではなく、「どのくらいグレーか」の程度の問題なのです。

しかし、その「程度」は人によって異なります。

漢方診療ではこれを「証」と呼んで昔から患者の個体差を診療に組み込んできました。漢方診療ではガッチリ体型、赤ら顔でいつもカッカしている人の風邪と、痩せこけて青白い顔をしており、虚弱で弱々しい声の人の風邪とは同じようには治療できません。漢方診療では前者を実証、後者を虚証として分けています。選択する薬も（たとえ診断名が同じでも）異なります。

食べ物だって同じです。ガッチリ体型、赤ら顔でいつもカッカしている人が塩分たっぷり、唐辛子や山椒たっぷりの熱々の鍋を食べたらますますカッカすることでしょう。痩せこけて青白い顔をした、虚弱で弱々しい声の人がかき氷を食べたらますます体調を崩すかもしれません。

漢方薬の多くは食品からできています。シナモン（桂皮）とか生姜とか。食材の属性、例えば体を温めるとか、冷やすとかいった属性を漢方薬では活用しているのです。食品においても「私の体質にあった」食材があると考えるのが自然ではないでしょうか。

糖質制限はどちらかというと小太り、いわゆるメタボという方にはダイエット効果があるかもしれません。しかし、トム・クルーズみたいな筋肉質で、かつＢＭＩ（身長に対する体重の比率、と考えてくださって結構です）が大きな人は、タンパク質や脂肪の摂取を増やせばもっと筋肉がついて体重が増えてしまうでしょう。

そこで、大事なのは「私はどういう人か」という「私」の身体に対する理解です。「私」の体質を知り、私の体質にちょうどいい食べ物を合わせてあげれば、それが「私にとって」もっともよい食べ物なのです。

†あなたにとって「コレステロールが高い」とはどのくらい?

「私はどういう人か」を客観的に評価する方法もあるでしょう。身長、体重、血中のコレステロールや尿酸値など、健康診断で得られる指標がそうです。

しかし、そういう数値化できるものがあなたの全てではありません。そういうデジタルなデータも、別に無視する必要はありませんが。

というのは、「私」がどういう人間かを理解していないと、「客観的な」検査値も意味をなさないからです。

例えば、「コレステロール値が高い」という血液検査が得られた場合、それが「あなたにとって」高いのかは分かりません。なぜかというと、コレステロールの正常値（厳密には基準値）は、「他人の血液検査」から計算されてできたものなので、それが「あなたにとって正常」かどうかは実は分からないのです。月経のある若い女性の軽度の貧血はある意味「正常範囲内」です。貧血を起こす要素のない若い男性の貧血は「おかしい」ということになるのです。

デジタルなデータも「他人を基準に、帰納法が正しいという信憑に基づいている」という事実は忘れてはなりません。

なので、あなたの主観によるあなたの評価は、たとえ血液検査を行っても必要になってくるのです。数値化できないデータ、例えば「キレやすい」とか「弱気である」とか「お腹がゆるくなりやすい」とか「甘いものが大好き」など、すべて「あなた」を評価する大事な基準です。

†自分の身体を直覚で評価する

主観による評価というと随分非科学的でデタラメだと思う人もいるかもしれません。そんなことはありません。主観による評価はしばしば実に妥当なのです。

よい音楽というものがあります。よい絵画というものがあります。あるいはよい小説というものがあります。それは間違いなく現存するものです。

しかし、問題はよい音楽、よい絵画、そしてよい小説の基準です。あるいは定義です。どうやったらそれは「よい」と言えるのでしょうか。

そこには客観的な基準はないのです。音楽、絵画、小説を評価させるのはあくまで主観です。「この交響曲は音符をいくつ以上使っているから素晴らしい」とか、「この絵画は絵の具を何色使っているから駄作だ」なんて数値基準を設けては、かえってわからなくなってしまいます。

そのようなデジタルな評価しか評価の指標にできない人は、本当によい音楽や絵画を感得する能力を欠いていています。デジタルな評価にこだわればこだわるほど、そうした「主体的に主観的にあるものの価値を体得する能力」は劣化していきます。

そして、決して客観的な基準や定義がなくてもよい音楽や絵画、小説を言い当てる能力を持つ人物も現存するのです。よい音楽や絵画、小説が現存するように、よい音楽の、よい小説の評価者は必ず存在します。その基準を言語化して、数値化して言い当てられないだけで。

それを評論家の小林秀雄は「直覚」と呼んだのだと思います。決して客観的に数値化できる能力ではないが、しかし確かに存在する能力で小林は評論を行い、またそのような客観への過度な信頼を批判したのだとぼくは思います。小林秀雄は『古事記伝』を書いた本居宣長のことを長く論じてきましたが、次のように講演で述べています。少し長いですが、引用しますね。


現代は「歴史」ということがやかましく言われているが、歴史の意味はなかなか正確にはつかみ難い。宣長という人は歴史にきわめて敏感だった人です。彼の歴史観で一番大切なところは、歴史と言葉、ある国の歴史はその国の言語と離す事が出来ないという考えです。ところが、今日は自然科学の発達による実証主義の考えが盛んで、歴史観も実証主義的になった。自然に関しては実証主義の考えは有力ですが、言語学は実証主義ではどうにもならない。そこで歴史の上での言語の問題が、ややもすると軽視されるという事になったのです。

宣長の学問の実証主義的性質は誰も言うところですが、なるほどこの人の学問は慎重着実であるが、研究の対象が歴史と言語にあるのですから、自然科学のように実証主義をどこまでも貫くというわけにはいかない。『古事記伝』をよくお読みになればすぐわかる事ですが、直覚と想像力の力が大きな働きをなしている。ご承知のように『古事記』は稗田阿礼が暗誦したものを、太安万侶が筆記したものです。だから、あれはもともと話し言葉なのです。（中略）それを漢文で筆記したものです。あの頃は太安万侶の書いた漢文体の文章を訓読すれば、稗田阿礼の口調というものが想像できたに違いないのです。想像しやすいように、太安万侶も詳しい註を書いています。しかし、それは恐らくすぐに分からなくなったのだろうと思います。言葉というものは日に日に変わって行くものですから。何年も経つうちに、誰にも『古事記』は読めなくなったのでしょう。『古事記』の訓点というものが現れるのはずっと後世になってからです。もうその時には、当時はどういう風に読まれていたかを想像する以外に方法はないのです。宣長はそれを想像したわけです。宣長の読み方は、宣長の発明であり、一つの創作なのです。『古事記』の書かれた当時に、あの様に読まれていたものかどうか。恐らく違うでしょう。では正確にはどう読まれていたか、誰にもそれを正確には言うことはできないのです。どんなに研究が進んでも、資料はもう出て来ませんから、多少の修正はあっても、宣長の読み方を変えることはできない。これは宣長の直覚力と想像力が、どれほど豊かで強かったかを証明しているのです。一度こう読めと言われて、なるほどと思ったら、もう仕方ない。敢えて言えば、それは紫式部が『源氏物語』をああいう風に書いてしまうと修正できないのと同じです。

小林秀雄「文学の雑感」(『学生との対話』新潮社)

小林秀雄は自然科学は実証主義と述べています。しかし現代医学は必ずしも実証主義だけではうまくいきません。すでに述べたように実証主義的医学は帰納法を活用しますが、帰納法は「だいたい正しい」けれども「確実に正しい」とはいえないからです。そこで構造主義、構成主義、ナラティブ・メディシンといった様々な手法が活用され、医療・医学は実証のみならず、小林のいう「直覚」と「想像力」を必要とするようになっています。

目の前の患者の将来がどのようなものになるか、医者は確実に言い当てることはできません。帰納法を用いた実証主義はそれを予測できます。統計学はその確率を数値化します。しかし、未来はだれにも正確には予見できません。歴史を確実に知ることが不可能なように。そこで、「目の前の患者」の未来にとって何がもっとも妥当なものなのか、医者は直覚と想像力を働かせて、（もちろん実証主義も十分活用させて）、「目の前の患者にベストな医療」を模索するのです。

人間の身体を評価するときも同じです。血液検査やＣＴ、ＭＲＩのような実証主義的なデータだけでは人間の体のことはわかりません。人間の体の未来のことはもっとわかりません。そこには主体的な、主観的な直覚と想像力を用いた身体評価の加味が必要になってくるのです。

†現代医学も主観によって判断している

そんなばかな、と思う人はいるかもしれません。しかし、現代医学における病気の診断は、実は主観を用いているのです。

例えば、そのひとつが医者が臨床診断に用いる「ベイズの定理」です。

ベイズの定理は要するに、「医者の主観」と「検査の客観」を掛け合わせると、その患者の病気を言い当てる確度が決定されるということです。事実（病気）の推定に主観が用いられるのです。

「事実」に主観が関与するわけがない。こう言われて、ベイズの定理は何百年もの間批判されてきました。しかし、現代医学において「医者の主観」（これを検査前確率と言います）は必須です。「医者の主観」がないまま、検査だけしても検査の間違いは補正できません。そして（客観的な）検査はしばしば間違えるのです。主観は間違えるかもしれないが、客観もまた間違える。

「事実」はカント的に言えば「物自体」であり、それは人間にはたどり着けないものかもしれません。しかし、近づくことは可能です。まっとうに「物自体」に近づくためには、まっとうな主観と客観の融合が必要なのです。

「医者の主観」は小林秀雄のいう「直覚」あるいは「直観」に相当します。それはあてずっぽうの「思いつき」＝「直感」のことではありません。医者が長い間患者を診察していて、病気を感得する患者の全体像の把握のことを言います。これをぼくはゲシュタルト（ドイツ語の「姿」）と呼んでいます。

ＡＫＢ48の熱狂的なファンはそのメンバーの顔写真がでてくれば瞬時にそれが誰の写真であるか言い当てることができるでしょう。では、なぜその人物を言い当てることができるのか。眼球のサイズを測定しているためでしょうか。肌の色を判定しているためでしょうか。

ちがいます。ＡＫＢ48のファンはメンバーの顔全体を瞬時のうちに把握する能力をそなえているのです。デジタルな基準もなく、部分の積み重ねもなしに、です。

ＡＫＢ48のファンがそうであるように、このような「直覚」は決して天才的で超人的な特殊能力ではありません。だれだって、その対象に十分注意すれば、その対象がどういう存在なのかある程度わかることができます。もちろん、人によってその把握力は異なるでしょうが。

同様に、医者も訓練すればその患者の身体状況がどうなっているか、かなりの確度をもって言い当てることができます。それが「検査前確率」です。甲状腺の悪い人は、甲状腺が悪そうな全体像をしています。重症感染症の人は重症感染症の、うつ病の人はうつ病のゲシュタルトがあるのです。

これは決してオカルトちっくな超能力ではありません。皮膚科医は普通の人が見逃す皮膚の異常を見逃しません。心臓のプロは異常な心音を、基礎科学者は通常人ならスルーしそうなデータの乱れを敏感にキャッチします。フレミングがペニシリンを発見したのも彼がラッキーだっただけではなく、「そういう乱れを見出す準備」が出来ていたからです。

準備された心（prepared mind）には通常の人には見えないものが見えるのです。考えてみれば、当たり前のことです。コナン・ドイルの描くシャーロック・ホームズがずば抜けた推理能力を発揮するのも、この「準備された心」のためです。彼には他の人には見えないものが見えるのですが、それは『もやしもん』の沢木に菌が見える超能力とは異なる能力、すなわち観察力なのです。

「見るのではなく、観察するのだ（Don't just see, OBSERVE)」とホームズは言います。そういうことなのです。

ぱっと顔を見ただけでも今日の配偶者が機嫌が良いかそうでないかを言い当てることはそう難しいことではありません。武道の達人は朝顔を洗っていて、背後に奥さんが入ってきただけでその日の奥さんの機嫌を言い当てるのだそうです。

自分の身体についても同様です。自分の身体はどのような体なのか。よくよく身体に耳を傾けて、聞いてみるのが大事です。そうしたら、たくさんのことが分かってきます。

†「規則正しい食事」は体に良くない

身体は常に代謝を繰り返し、変化を繰り返し、そして老化も進行していきます。鴨長明の『方丈記』ではありませんが、「ゆく川の流れは絶えずして、しかも、もとの水にあらず」なのです。生物学者の福岡伸一氏はこれを「動的平衡」と呼びましたが、人間の体は常に食べ物によって補給された物質で置換されます。1年前の自分の身体と同じパーツは存在しないのです。常に変じている我々は、それでも不変のアイデンティティーを保持しているのです。

我々は常に変わり続ける存在です。そのため、我々の身体把握も次々と変化していかねばなりません。

ぼくは若いころ焼き肉が大好きで、カルビとかいくつ食べてもまだ食べる、というくらいの肉食でした。ところが、最近は焼肉屋さんに行っても続けて脂っぽい焼肉がお腹に入らず、気持ち悪くなってしまいます。中年になったぼくの身体が老化し、若い頃に受け付けた食べ物を受け付けなくなってしまったのです。

我々の身体は常に変化します。年単位で変化するものもあれば、月単位で変化することもあり、朝と晩では異なる微細な変化もあるでしょう。

そこで、いつも自分の身体のセンサーを発揮して、今自分の身体がどういう状態にあるかを把握します。その身体状況に応じて食べるべきもの、食べたいものは変わってきます。フルマラソンを走った後は肉類が食べたくなります。しかも、いつもよりたくさん食べます。失ったカロリーを身体が欲しているからでしょう。

ということはです。「規則正しい食事」は体に良くないのです。体の状態に応じて「いつも違うものを食べる」のが大事です。

†自分をよく観察する

『孤独のグルメ』（久住昌之原作、谷口ジロー漫画、扶桑社）はとても好きな漫画です。そのテレビドラマ化したもの（松重豊主演）もぼくは大好きです。

松重豊扮する主人公、井之頭五郎は空腹でご飯が食べたくなると、「俺の腹は今、何腹だ？」としばしば独白します。あれは、けだし名言だと僕は思います。あれこそが、「今の私」が欲している食べ物を問うている態度だと思うのです。

食事そのものも我々の体を変えていきます。だから、食べ物を食べたあと、自分の体をよく観察することは大切です。「糖質制限」の夏井先生もそうしていました。糖質制限をした後、体重が減り、体調が良くなる自分を観察していたのです。

小説家の村上春樹も食事とそれに応じた自分の体の変化をよく観察しています。さすがは村上春樹、と思うのはそのセンサーの優れっぷりとそれを言語化する能力の高さです。

僕は経験的に思うのだけれど（思うだけで科学的根拠は何もない）、日本人の体はもともとそれほどの量の脂を摂取分解するようには作られていないのではないだろうか。だから分解しきれない脂が体内に溜まってくる。脂が溜まると、体がなんとなく重くなり、筋肉の切れが悪くなる。食欲が減退してくる。肌が荒れてくる。髪がぺしゃっとしてくる。汗の臭いが変わってくる。

こういうときは三、四日「脂抜き」をする。脂気のあるものを一切食べないのである。外食をやめ、一日二食に減らす。御飯を炊いて、味噌汁を作り、酢の物をたっぷり食べる。蛋白源としては魚を食べる。それも油を使わない焼き魚がいい。さっとレモンをかけて、醤油で食べる。

村上春樹「ミコノス」（『遠い太鼓』講談社文庫）

†食べ物に対するセンサー

身体に対するセンサーも大事ですが、食べ物に対するセンサーも大事です。

ぼくの患者さんを見ていても、食生活が不健康な人は、食べ物に対するセンサーそのものが鈍っています。そのため、同じものばかり食べる偏食に陥ったり、過食や拒食など「極端な食事」に走りがちです。極端になると身体が悲鳴をあげるのが普通ですが、センサーが劣化しているのでそれに気がつかないのです。こういう状態ではいくら健康本で「お勉強」しても、よい食事にはなりません。

健康本で勉強しすぎると逆説的に食べ物に対するセンサーは劣化していきます。「なんとかを食べるのはよい」「これを食べるのは良くない」といった教育本の言うことは要するに「他人の言葉」です。しかし、他人の言葉が正しいという保証はどこにもありません。帰納法が正しいと証明できないからです（もちろん、たいていは正しいのですが）。だから、他人の言葉を聞きすぎてはいけません。それはあたかも評論家の評論を読んで音楽や絵画を評価するようなものです。評論家の言葉を聞くのは別に悪いことではありませんが、それを鵜呑みにするのはよくありません。それではあなたの音楽や絵画を評価するセンサーは劣化してしまい、他人の権威に追随するだけの存在になってしまいます。ショーペンハウアーの次の言葉はとても示唆的なのです。

ほとんど一日じゅう、おそろしくたくさん本を読んでいると、何も考えずに暇つぶしができて骨休めにはなるが、自分の頭で考える能力がしだいに失われてゆく。いつも馬に乗っていると、しまいに自分の足で歩けなくなってしまうのと同じだ。

ショーペンハウアー『読書について』光文社古典新訳文庫

知識に判断させると、「値段の高いものはよい」「産地がブランドなのが良い」「評論家が褒めているのが良い」「医者が薦めているのがよい」「天然物、国産物がよい」という誤謬に陥ります。

『美味しんぼ』第66巻「真心に応える食品」は90年代後半の作品です。このころになると化学調味料べったりの時代は終わります。評判の落ちた化学調味料の代わりに（同じものを）「うま味調味料」という「化学」の印象をなくした名称で調味料を販売しています。

感性を磨かず、知識だけで食を判断してしまうと、このような「うま味調味料」というもっともな名前の食材にころりと引っ掛かってしまいます。中身は同じなのに「化学調味料だとだめ」、「うま味調味料だとよい」みたいな錯誤が起きてしまうのです。食べ物については自分の舌で判断し、他人の言葉を盲信しないのが大事なのです。

ここには、消費者が実態ではなく「化学」という言葉、印象でものを判断しており、それに業者がつけ込んでいるという共犯関係が見いだされます。消費者が見るべきは実態なのです。「産地」とか「名前」に惑わされてはならないのです。

そのために大切なのは感性です。化学調味料（うま味調味料？）がたくさん入っている食事はすぐに分かります。コンブだしが効きすぎていてもやはり同じような味がします。自然か人工かとは関係なくそのくどい味に感覚的に違和感を覚えることができれば、ラベルになんと書いてあろうと問題はありません。

逆に、ごく少量の化学調味料を隠し味程度に使うのは、味覚的に全く問題になりませんし（普通気がつきません）、栄養学的にも健康にも問題はありません。「化学調味料が入っている」という「知識」でこのような食事を全否定しなくて済むのです。

†センサーを磨くと余計なものが不要になる

食べ物に対するセンサーが磨かれると健康上よいことがいくつかあります。そのひとつが「調味料の取りすぎが減る」ことです。

腎臓病で厳しい塩分制限を繰り返していると、ほんのわずかな塩分でも強い塩味を感じると言います。逆に、食べ物の味に無頓着だと、調味料はどんどん多くなりがちです。

昔は良かった、はたいてい幻想なのですが、昔の日本人に比べて現代の日本人が優れていることがあります。それは調味料に対するセンサーの能力です。その証拠に現代人は塩分も糖分も、化学調味料の使用も昔に比べると減っています。

昔の日本人は貧しくて、腹一杯食べることに精一杯でした。「満腹になること」が他の何よりも優先され、細かい調味料の味覚の違いに頓着する余裕はありませんでした。そこで、調味料もざっくりで塩も砂糖もふんだんに使う料理が多くなったのだと思います（保存の目的もあったでしょうが）。

生まれ故郷の島根に帰り、そこの伝統食を食べると本当に甘くてしょっぱくて、魚臭いです（出汁をつかいすぎるからです）。昔の人は、はっきりした味しか感じ取ることができなかったためではないか、というのがぼくの仮説です。

今の日本人は飢えに苦しむことはほとんどありません。だから、細かい味の違いを気にする余裕があります。伝統的な日本食を食べるとしょっぱすぎ、甘すぎ、出汁をきかせすぎに感じるのはそのためです。

では、食べ物に対するセンサーを磨くためにはどうしたらよいのでしょう。以下に列挙していきますね。

†1 ゆっくり食べる

これは当たり前ですね。ゆっくりよく噛んで味合わないと、センサーは磨かれません。では、ゆっくり食べるにはどうしたらいいか。

オススメなのは、「みんなで食べる」ことです。家族や友人と食べる。一人飯はなるたけ避けたほうが良いです。みんなと食事をしていれば、他人の話を聞く時は食べるスピードが落ちます。自分がしゃべっているときは当然食べられません。

これは経験的に多くの人が理解されるでしょうが、みんなと食事をしているときは、食事のことが完全にお留守になっているわけではありません。食事と会話が密接に関わりあっているのです。デートの時にどこで何を食べるかが重要なのもそのためです。食事が会話に影響し、会話が食事に作用するのです。

みんなで食べると食べ方が「ゆっくり」になるだけでなく、楽しい気分で食べることも可能になります。楽しく食べるのも健康食の重要なポイントです。

地中海食が長寿な理由のひとつは「みんなで、ゆっくり、楽しく」食べるからだとぼくは考えています（それだけではありませんが）。

家族がバラバラに食事をするのは良くない、と指摘した『美味しんぼ』はこの点正しいと思います。仕事や付き合い中心で家族を顧みない生活が不健康につながるのもそのためだと思います。何を食べるのでもよいですが、みんなでゆっくり楽しく食べる時間をぜひ作りたいものです。

†2 集中して食べる

スマホや漫画、テレビを見ながらの食事はセンサーを劣化させます。ブリファ氏が指摘するように、テレビを見ながらの食事はしばしば食べ過ぎにつながるのもそのためです。「みんなと食事」をするのとスマホを見ながらの食事は違います。スマホやテレビを見ている間、自分はしゃべりませんし、その間はひたすら食べています。「ながら」食いになってしまうのです。食事の味は十分に味合わず、よく嚙まず、早食い、大食いになりがちです。これでは何を食べても体に良くありません。

だから、そういう意味でも極力一人飯は回避したほうがよいです。だれかと一緒にご飯を食べる機会を増やすのが、健康に食事をとるうえで大切なポイントになります。それに、いろいろな人と食事を摂れば食べるもののバリエーションも増えていきます。自分が苦手だと思っていた食材も案外一緒に食べてみると美味しかった、という「気づき」もあります。自分の枠の外にある世界に目を向ける意味でも、ここでも「対話」はとても重要なのです。

とはいえ、一人飯が回避できない場合もあるでしょう。疲れていて会話を楽しむ気分でないときは、一人の方がほっとすることも多いとおもいます（ぼくも出張の時はたいてい一人飯です）。

しかし、そのような「一人飯」でも、食べている間は何もしないのが大事です。テレビを見たりマンガを読みながらご飯を食べるのは作ってくれた人に対する不遜な態度です。料理の写真をとりまくってSNSで送りながら食べるのもぼくは感心しません。感謝の気持ちを持って食べるのが、美味しく食べる最大のコツであり、ゆっくり味わう最大のコツであり、それが健康への近道にもなるのです。

†3 感謝して食べる

これは本当に大切だと思います。

暴食の人は、たいてい早食いで、よく食べ物を味わっていません。このような食べ方だと健康に良いわけはありません。

『美味しんぼ』第30巻「大食い自慢」では、大食いの男性が食べ物に対して敬意を払っていなかったことに気づかせます。食材や料理に畏敬の念を抱けば、それをおろそかに食べるわけにもいきません。ガツガツとむさぼり食うのではなく、一口一口大事に食べるようになります。そうすれば暴食は自然になくなっていくのです。

黒澤明監督の映画「七人の侍」では、百姓がなけなしの米を使って侍に飯を振る舞います。その心を察した主人公の侍（志村喬）が「この米、おろそかには食わんぞ」といいます。この「おろそかには食べない」という精神と感謝の気持ちが大切だとぼくは思います。

「作ってくれた人への感謝」を示すのはとても大切です。魚を取ってくれた漁師さん、野菜や米を育ててくれた農家の人たち、肉を育ててくれた畜産業の人たち、流通業や小売店の人たち、料理をしてくれた料理人さん、給仕をしてくれたウエイトレスさん、みんなに感謝しながら食べれば、自然と食事をよくかみ、ゆっくり食べるようになります。

『孤独のグルメ』でも、主人公の井之頭五郎は注文の時「お願いします」と言い、食べるときに「いただきます」といい、「ごちそうさま」と食事を終えます。あれはとても美しい、よい習慣です。

貝原益軒の『養生訓』では「五思」というものも説いています。これは、食べる時に5つのことを考えなさい、という意味です。

1つは食べ物をくださった人のことを、例えば子どもの時なら食べさせてくれた親のことを考えます。食事をいただいたことに対する慈愛への感謝です。

2つは食材を育ててくれた農夫への感謝です。

3つは自分に才覚がないのにこのような食事ができることへの感謝。

4つに自分より貧乏だったり飢えている人がいるのに食べることができる感謝。

5つに昔は火をおこすこともできず、食べ物も手に入りにくかったのに自分は美味しいものを食べられる感謝です。

昔の日本人は火の入ったものを食べていませんでした。それを根拠に「食べ物に火を入れるな、自然に帰れ」という人はやはりおかしいので、「昔はよかった」は間違いなんですね。貝原益軒のように、「昔はろくなものが食べられなかった、今はありがたい」と思うべきなんです。

外食をしていてとても嫌な気分になるのは、日本人、とくに中高年の男性が店の職員にとても横柄なことです。上から目線で、「チャーハン」とかオーダーするだけ。店員にはお願いしますも言わず、目を合わせることすらしません。

オーダーとは「命令」を意味する英語です。日本の中高年男性の外食では本当に「命令口調」なんですね。あれは醜い所作です（だから、『孤独のグルメ』の井之頭五郎のマナーの良さが、一層引き立つのです）。

アメリカなどで外食すると、たいてい客は注文の後に「プリーズ」といいます。このようなマナーはぜひ欲しいものです。

英語では「いただきます」とか「ごちそうさま」と言う習慣はありません。日本語のこのような習慣、「いただきます」「ごちそうさま」を言う習慣は本当に美しいとぼくは思います。作ってくれた人たち、そして食材そのものに対する感謝を表明する美しい儀式的効果をもっています。外食の時だまったままで食べ、金を払って出て行く客が美しくないのはそのためで、きちんと「いただきます」「ごちそうさま」という井之頭五郎が美しく見えるのもそのためです。

ソーシャルネットワークやネットのブログが発達した弊害の一つに人がすぐ評論家みたいになる点があります。感謝をする前に批判する、といったケチケチした態度が鼻につきます。店の人にすぐ文句を言う「1億総評論家」的な態度はよくありません。『美味しんぼ』の海原雄山は「こんなもの、食べるに値しない」なんてよく言っていましたが、「どんなものでも食べるに値する」のです。

†4 体調に合わせて食べる。季節や気候に合わせて食べる

これこそが「規則正しい食事は良くない」ということです。

体調の良い時は、もりもり食べて、体調の悪い時はあまり食べないのが大事です。

「トンデモ」健康本では朝食を食べるなとか、いろいろうるさいことを言いますが、こん

なことは自分の感性が決めればよいことです。朝型の人と夜型の人でも朝食のもつ意味は異なるでしょう。自分で朝食を食べてみて、体調がよくなるかどうか試してみればよいだけの話です。朝食に何を食べるのが良いかも、いろいろ食べてみて微調整するのが良いでしょう。

日本は四季がはっきりしていますから、暑い時と寒い時では食べるものが変わるのが当然です。ここでも「規則正しい」のはよくありません。

夏になると食欲は落ち、体内の脂肪分は落ちて暑さに対応しやすくなります。冬になると体重は増え、体脂肪は増して寒さに対する緩衝になります。なので、年間を通じて同じ体重を保つのは四季のはっきりした日本においては不自然なのです。「一定の体重を保ち続ける」のも不自然なのです。もちろん、ずっとあったかい沖縄とか例外はあるでしょうが。

食べ物も同様で、極端な食事はすぐに飽きてしまいます。飽きはストレスの元となります。時には変化を付けて、ごちそうもあり、ジャンクフードもまあたまにはいいか、と自分に許す寛容も大事です。寛容な心も健康にとってはとても大事な要素です。

かといって毎日毎食ジャンクでは困ります。ここでも「極端に走らない」ことが大事です。「科学的に間違った」食事は、たいてい動物実験などで極端なシチュエーションを与えられた食事であったことを思い出さねばなりません。

年齢も同じで、年を取ってくるとアクティビティーが下がっていますから若い頃より太りやすくなります。その後しばらく経つと代謝そのものが落ちてきて体重も安定するのですが。ずっと変わらぬ体重を保ち続けるのも、常に変化しながら「動的平衡」を保っている人間としては不自然な振る舞いなのですね。

†塩分と水分の関係も人とタイミングでいろいろ変わる

水分と塩分は切っても切れない関係にあります。塩分が多すぎると水を溜め込んで人は「むくみ」ます。水が足りなくなり脱水しますと血中ナトリウム濃度は上がることがありますが、これは水分との相対関係でして、実際には塩分が「足りない」こともあります。塩分を失い、水はもっと失っているために見かけ上、濃度は上がっているのです。

入院患者さんの血中ナトリウムをモニターしますが、ナトリウムが低すぎる人、高すぎる人はよく見ます。問題は、その治療が案外難しいことです。いちおう計算式があってそれに合わせて塩分を補給したり、水分補給でナトリウムを薄めたりしようとしますが、計算通りにはいきません。人の水分量や代謝に個体差があるためです。

血液検査のできる入院患者さんでも難しいので、外来患者さんだとなおさら難しいです。例えば、下痢をしている患者さんがどのくらい水分と塩分をとればよいのか、代謝の個体差、脱水の度合い、塩分の喪失の度合いを考えると「これだ」という答えはありません。

一般にはORSと呼ばれる塩分と糖分の入った経口補液を「普段と同じくらいおしっこがでるまで」飲んでもらいます。当たらずといえども遠からずの水分摂取だと思います。

ちなみに、よく外来で「点滴」を求められますが、点滴には下痢の治療薬は入っておらず、あれも水と塩と糖分しか入っていません。口から飲んだほうが腸管の回復を促しますし、点滴は感染症などのリスクもわずかながらありますし、なにより痛いです。看護師や医者の労力が増すのも問題です（日本の医療者は忙しいんです）。下痢をしているときは点滴よりもORSを口から飲んで治すのがオススメです。吐いているときも、嘔吐の合間に飲めばよいのです。点滴が必要な下痢の患者は、入院が必要な重症患者だけですよ。

話を戻しますね。

人によって適切な水分摂取量とか塩分摂取量は異なります。個体差があるのです。その人のその日の運動量やかいた汗の量、その日の暑さや湿度によっても適正量は変わります。

「毎日2Lの水を飲むことにしている」という人がいますが、こういう「規則正しいやり方」は、実はよくありません。

なので、その日の自分の水分量を自分で感じ取り、その日に必要な塩分と水分を取るのが大切になります。

必要な水分量と塩分は毎日異なります。だから、規則的にその日の水分や塩分を決めておかず、毎日自分の体調に合わせて摂取量を変化させねばならないのです。だからこそ、自分の体調を自分で感じ取る「センサー」を磨いておかねばならないのです。

感性を磨いていくと、自然に「規則正しい食事」に耐えられなくなります。なぜなら、「飽きてくる」からです。

感性の鈍い人は同じ音楽を繰り返し聴いていても飽きません。同じ服を着ていても頓着しません。同じ話を繰り返してもそれが興ざめなのに気づかなく、そして同じ食事を続けていても「別に気にならない」のです。

感性が鋭くなると、同じ食事に飽きてきます。あっさりした食事が好きな人も、たまにはこってりした食事を食べるのがアクセントになってくれます。逆もまた然りです。

このような食の多様性は、食に対する寛容を生み出してくれます。あれが食べたい、これは食べたくないという好みは人それぞれありますが、あまりに極端なものはよくありません。それを我々は偏食といいます。極端な偏食は人間性の歪みを生み、不寛容な精神のもとになります。それは文化や民族や人間に対する不寛容とも無関係ではないとぼくは思います。そういう意味でも、「いろいろな食事を楽しむ」感性を養うのは、「健康な人生」のみならず、「良い人生」を送るためにもとても大切なのですね。

†5 ほどほどに食べる

『養生訓』では「生肉をつづけて食べてはならない」と言います。「食べるな」とは言いません。「つづけて食べるな」と言っているのです。あれを食べろ、これを食べるなではなく、「ほどほどにしなさい」というのです。

そして『養生訓』ではまた、「五味偏勝」ひとつの味を食べ過ぎてはいけないと説きます。肉でも野菜でも同じものを食べ過ぎるとよくないと言います。これも貝原益軒の大いなる知恵だとぼくは思います。甘いものも、辛いものも、塩辛いものも、苦いものも、酸っぱいものも、これら「五味」も偏りすぎるとよくないのです。まだ成長していないもの、盛りを過ぎたものは食べるなと養生訓は教えます。これも重要な教訓です。

『養生訓』には「心を楽しませなさい」として、古書を読み、古人の詩を吟じ、香をたき、古い名筆をうつした折本をもてあそび、山水を眺め、月花を鑑賞し、草木を愛し、四季のうつりかわりを楽しみ、酒をほろ酔い加減に飲み、庭の畑にできた野菜を膳にのぼすのも、みな心を楽しませ気を養う手段である、としています。『養生訓』を読んでいるととにかく健康のためには「ほどほどが大事」という一貫した主張を感じます。心を楽しませると言っても、その中身は実に慎ましいものです。あまり派手派手しい楽しみ方をしてもすぐに飽きてしまうのです。長続きするような、ロウソクの炎のような楽しみ方の方が長続きしやすいということです。

食べてはいけないものについて、貝原益軒は「すえた御飯、腐った魚、ふやけた肉、色の悪いもの、臭いの悪いもの、煮えばなを失ったものは食べない」と述べています。

これは要するに、「旬を見極めるセンサーを持ちなさい」ということです。また、「時期が早くて熟していないもの、あるいはまだ成長していないものの根を掘り出して、芽のところを食べるなど、また盛りの時期がすんだもの、どれも時ならぬものである。そういうものは食べてはいけない」とも述べています。

また、「朝食がまだじゅうぶん消化していないときは、昼食をとってはいけない」と、

「規則正しい食生活」を戒めています。食べ過ぎ、飲み過ぎの時に胃腸薬を飲みつつ飽食をむさぼるのではなく、食べるのをやめていれば具合が良くなるというのです。すぐに薬に頼ってはいけないというわけで、「薬の副作用を抑えるための薬を出す」みたいにやたら薬を出したがる医者には耳の痛い話です。

『養生訓』ではまた、「食べものの風味が自分の気に入らないものは養分にならない」と述べています。まあ、「養分にならない」は言いすぎだと思いますが、要するに「自分にフィットした食べ物を食べろ」という教訓で、個人差を理解したよい言葉だと思います。

昼寝をするなとか1日2食だとか、『養生訓』ではおかしな意見もけっこうあります。でも、それはどの書物にだっておかしなところはあるでしょうから、当然のことです。なんでも「絶対視しない」ことが大事です。『養生訓』の美味しいところ、使えそうなところだけつまみ食いすれば良いのです。そして、驚くほど現代の日本人にとって『養生訓』は使えるところをたくさん残しているのです。

†6　自分でたまには料理する。自分で食材を買う

出来合いの料理はいろいろな食材や調味料が入っています。とくにコンビニの食材やフ

アーストフード、ファミリーレストランの料理は細かい添加物がたくさん含まれているため、何を食べているのかよくわからない状態になります。これではセンサーは磨けません。たまには自分で食材を買い、自分で料理してみましょう。ぼくはほぼ毎日料理を作っていますが、まあどこまでやるかはひとそれぞれです。でも、台所に実際に立ち、自分で料理してみるのは食に対する感性を磨き、センサーの感度を上げるとてもよいプラクティスです。

食材も最初はなにがよくて、なにがよくないのか全然区別できません。でも、野菜や魚や肉を繰り返し買っているうちに、なにがよいのかだんだん感じ取られてきます。

おすすめなのは、信頼できる店員さんの言葉を聞くことです。どの魚がよいのかは、やはりしっかりした魚屋さんに教えてもらうのが一番です。「自分の感性を磨く」ことと「他人の言葉に耳を傾ける」ことはまったく矛盾しないんです。

食材に対する感性を磨けば、着色料で人工的に鮮やかな色のソーセージとか、むりやりまっすぐにしたり、虫食いのない野菜とか、そういう誤魔化しの見た目に惑わされなくなります。ブランド的な産地の提示や「国産」といったキーワードもどうでもよくなってきます。ときどき美味しい塩を食べていれば、人工的に精製した塩のピリピリ感も感じ取れるようになります（でも、これでもけっこう美味しい料理は作れるので、精製した塩もぼくは全否定はしません）。レッテルや見た目ではなく、中身を感じとる感性が大切です。

このような人工的な色を見たとき、生理的に「おかしいな」とセンサーが働くようにしておくことが大事です。そうすれば添加物を食べ過ぎて体を壊すことも、添加物に恐怖して精神を病んでしまう可能性もなくなります。

自分が本当に必要としている塩分も、自分で塩を入れてみればいちいち補正できます。塩分の適正量は自分のセンサーを磨くより他ない、と述べましたが、自炊して自分で塩加減を調理中に調整するのは塩分の適正センサーを磨くのにはよい鍛錬になると思います。

ケーキやビスケットをつくると、バターがめちゃくちゃに入っていることが体得できます（ほんと、たくさん入ってますよね）。マヨネーズを自分で作ると油が実にたくさん入っているのが体得できます。そうすると、マヨネーズをかけまくるのが、自然にためらわれるようになります。

とくにおすすめなのが、「自分で出汁をとってみること」です。煮干しでも昆布でも、かつおぶしでもいいですが、自分で出汁をとると、味覚はかなり鋭敏になり、センサーも鋭くなります。出汁をとる、という行為そのものが美しい行為だと個人的にはぼくは思います。

ぼくの場合は昆布とかつおぶしを使ったシンプルな出汁が多いです。10分とかかりませんが、これで家族の味噌汁3食分くらいにはなります。手間といえば手間ですが、慣れると大したことないといえば大したことはありません。

かつおぶしは業務用のパックを用いています。しかし、『美味しんぼ』などでは「やはりかつおぶしは自分で削らなければ」と自ら削ることを要求します。それもそうだな、と思って実家に眠っていたかつおぶし削り器を送ってもらいました。なるほど、削ったばかりのかつおぶしは新鮮な香りがして味も香ばしく、美味しいと思います。

しかし、なんといっても面倒臭すぎ。削り器の刃を調整するのが面倒臭いですし、カツカツ削るのが面倒臭いです。まあ、ぼくはパンも自作でパスタもパスタマシンで作ったりするので、手間のかかる料理そのものは苦にしませんが、味噌汁って家庭料理としては「一番時間かけずに作りたい料理」なんですよね。煮方、焼き方、椀方と分業が可能な割烹と異なり、自宅の料理は全部一人で（もしくは二人で）作らねばなりません。それも通常は極めて短時間に。やはり、ぼくとしては通常の味噌汁の出汁はパックの削り節が現実的だと思いました。削り器を使うのは、暇な休みの日の午後とかですね（生パスタ作ったりするのもこの時間帯です)。

『もやしもん』で指摘するように、やはり食については選択肢があることが望ましいです。どこまで自分で調理するかも、その人のライフスタイルや食に対するこだわりに依存します。化学調味料やパックのかつおぶしも、時間を節約するという観点からは実に有用なツールです。「そんなことはない、全部自分でやらないとだめだ」という原理主義的な態度は良くありません。なぜなら、もし「全部自分でやるのが正しいのだ」という価値観が正しい食の根拠になってしまえば、削り器で削るかつおぶしだって「不十分」になってしまうからです。かつおぶしそのものはどこかで購入しているのですから。

ロビンソン・クルーソーみたいに全部自給自足にするような人物でない限り「全部自分でやる」ことはあり得ないのです。我々はいろいろな人の恩恵を受けて自分の食を成立させているのであって、他人の助けなしにはちゃんとした食生活を送ることはできません。外食か、自炊かもそういう意味では程度問題でしかありません。いや、ロビンソン・クルーソーだって魚や植物といった自然の恩恵を受けているわけですから、「おれだけの努力で生きている」人は世の中には皆無なんです。

なので、どこまで自炊するかは程度問題であり、人によっては「自分でお湯を沸かしてインスタントラーメンを作る」でもよいでしょうし（これすらできない人もいますからね！）、「家庭菜園で育てた無農薬野菜でサラダ」でもよいでしょう。いずれにしても、自分のライフスタイルにフィットする形でたまには食材を自分でいじり、台所に立つことは食のセンサーを改善させる意味ではよいプラクティスです。

自分で料理をするために大切なのは、早く帰宅することです。残業ばかりしていたり、付き合いで外で飲み歩いていては、いつまでたっても自炊はできず、食に対する感性も鈍いままです。そして、早く帰宅し、家族との団欒を楽しむような生活態度こそ、健康への近道なのだとぼくは考えます。

食と健康は、このような生活習慣と密接に関わっています。繰り返しますが、地中海食が健康に良いのも、家族みんなで楽しくゆっくり食べるから、という点は大きいと思います。

†7 細かいことにこだわりすぎない。たまにはハメを外す

すでに検討したように、食べ物の安全とは複雑なものです。多くの食材や栄養素は長期的に、定期的に、大量に採っていると健康リスクを生じます。それがたとえビタミンであ

ろうと、自然界の食品であろうと。鉄分のように、貧血にはいいんだけど、糖尿病のリスク（ヘム鉄）になりかねないものもあります。あちらをたてれば、こちらがたたずなのです。

なので、あまりに細かいことにこだわりすぎてもよくありません。化学調味料が一粒でも入っていたら許せない、みたいな狭量な態度ではかえって精神が病んでしまいます。ポテトチップスを袋食いしても、それが年に数回くらいなら健康に害はないのです。

健全な精神は健全な肉体に宿る、と言いますが、健全な肉体は健全な精神からもたらされます。ぼくの外来にはたくさんの体調不良の患者さんが来ますが、「精神を病んでいる」人も多いです。それは精神科的なうつ病とか統合失調症ではなく、心療内科的ないろいろな体調不良がストレスなどからもたらされる、専門的に言うと身体表現性障害と呼ばれる状態です。

そして、多くの人は過度の「とらわれ」から体調不良が起きています。過度な清潔に対するとらわれ、過度な人間関係に関するとらわれ、過度な栄養とか環境に対するとらわれです。ちょっと肩の力を抜いて、ふわっと生きることができればずいぶん楽になれる患者さんたちです。精神医学的には正確ではないかもしれませんが、このような「とらわれ」

が極端になると、例えば自分の体型に対する極端な「とらわれ」、神経性食思不振症のような状態になると思います。

古今亭志ん生は落語の中で、登場人物に「ついでに生きている」と言わせています。人間、どうせ死ぬのですし、生まれてきた必然性もありません（少なくとも見出せません）。このくらいふんわり、軽やかに生きていた方が幸せに生きることができます。地中海食が健康に寄与している一つに、ストレスが少なく、家族みんなでゆっくり食事を楽しんでいることは忘れてはならないとぼくは思います。そういえば志ん生もお酒大好きでしたが、とても長生きでした（もっとも、息子の馬生と志ん朝は短命でしたので、のんびり生きればよいというものではないのだとも思いますが）。

あとがき

本書を最後まで読んでいただいたみなさん、本当に有難うございます。あとがきからお読みする読者の皆さん、こんにちは。

僕の中では本書は2012年に上梓した『「リスク」の食べ方：食の安全・安心を考える』の続編に当たります。

このときは、「ユッケ」が原因で発生した腸管出血性大腸菌感染症を理由に「レバ刺し」の提供が禁止になるのは理にかなっていない。日本の食の安全のしくみは場当たり的で整合性がとれていない、という議論から始まり、「食のリスクはゼロにしようと思っても不可能である。ゼロリスク新興に陥ることなく、理性的にリスクを受け入れる知性が必要だ」という話をしました。感染症の危険を避けるために生の食べ物を禁止しだすと、同じロジックで生野菜、生卵、生魚全てを禁止しなければならなくなる。「危ない→禁止」のロジックは理にかなっていないという主張でした。

前巻では「知性が大事」という話をしたイワタですが、本書では「感性が大事」という話をしています。すなわち、「健康本とかで「あれを食べろ」、「これを食べるな」といった言説はあまり気にせず、自分のセンサー（感性）を磨き、感性に任せるままに自由に楽しく食事をするのが一番」という主張です。

「知性が大事」と言っておきながら今度は「感性が大事」なのは理屈に合っていないじゃないか、というお叱りもあるかもしれません。しかし、両者には通底する共通のメッセージが込められています。それは必ずしも万人に感得されるものではないかもしれませんが、スタンダール的には「the happy few」に感じ取っていただけると幸いです。

前著に引き続き、本書も橋本陽介さんに編集していただきました。この場をお借りして心から感謝申し上げます。

では、みなさんの食生活が楽しくゆたかで、やんわりゆるやかなものでありますように。

岩田健太郎

hip fracture in men and women：a meta-analysis of prospective cohort studies. J Bone Miner Res. 2011 Apr；26（4）：833-9
14　Michaelsson K ら. Milk intake and risk of mortality and fractures in women and men：cohort studies. BMJ. 2014 Oct 28；349（oct27 1）：g6015-g6015
15　もと論文は Maruyama K ら. The joint impact on being overweight of self reported behaviours of eating quickly and eating until full：cross sectional survey. BMJ. 2008；337：a2002

第六章

1　http://www2.fgn.jp/mpac/_data/2/item/?b=1311
2　島根県ホームページ http://www.pref.shimane.lg.jp/suigi/naisuimen/yutakana/sijimi_gyogyou.html

第五章

1　http://www.foocom.net/column/cons_load/9164/

2　http://www.fda.gov/Food/FoodborneIllnessContaminants/ChemicalContaminants/ucm053569.htm

3　Bannai M, Kawai N. New Therapeutic Strategy for Amino Acid Medicine：〈BR〉Glycine Improves the Quality of Sleep. Journal of Pharmacological Sciences. 2012；118（2）：145-8

4　http://www.genki-recipe.com/profile.html

5　Papac RJ. Spontaneous regression of cancer：possible mechanisms. In Vivo. 1998 Dec；12（6）：571-8

6　Padayatty, SJ ら. Intravenously administered vitamin C as cancer therapy：three cases.CMAJ, 2006 vol. 174（7）pp. 937-42

7　Monti DA ら. Phase I evaluation of intravenous ascorbic acid in combination with gemcitabine and erlotinib in patients with metastatic pancreatic cancer. PLoS ONE. 2012；7（1）：e29794

8　Cameron E, Pauling L. Supplemental ascorbate in the supportive treatment of cancer：Prolongation of survival times in terminal human cancer. Proc Natl Acad Sci U S A. 1976 Oct；73（10）：3685-9.

9　Ross AC ら.（編集） Modern Nutrition in Health and Disease. 11th ed. LWW 2014

10　Suez J, ら. Artificial sweeteners induce glucose intolerance by altering the gut microbiota. Nature. 2014 Oct；514（7521）：181-6

11　Repacholi MH ら. Systematic review of wireless phone use and brain cancer and other head tumors. Bioelectromagnetics. 2012 Apr；33（3）：187-206

12　Hooper L ら. Reduced or modified dietary fat for preventing cardiovascular disease. Cochrane Database Syst Rev. 2011；（7）：CD002137

13　もと論文は Bischoff-Ferrari HA, ら. Milk intake and risk of

news/red-wine-researcher-flagged-for-fake-data/
9　Ley SH ら. Prevention and management of type 2 diabetes：dietary components and nutritional strategies. Lancet. 2014 Jun；383（9933）：1999-2007
10　米国国立健康研究所　NIH ホームページより　http://ods.od.nih.gov/factsheets/Iron-HealthProfessional/
11　Evert AB ら. Nutrition Therapy Recommendations for the Management of Adults With Diabetes. Dia Care. 2013 Jan 11；36（11）：3821-42
12　Mitka M. Iom report：Evidence fails to support guidelines for dietary salt reduction. JAMA. 2013 26；309（24）：2535-6
13　Yang Q ら. Sodium and potassium intake and mortality among US adults：prospective data from the Third National Health and Nutrition Examination Survey. Arch Intern Med. 2011 Jul 11；171（13）：1183-91
14　D'Elia L ら. Habitual salt intake and risk of gastric cancer：a meta-analysis of prospective studies. Clin Nutr. 2012 Aug；31（4）：489-98
15　Almond CSD ら. Hyponatremia among Runners in the Boston Marathon. New England Journal of Medicine. 2005 14；352（15）：1550-6
16　Ross AC ら.（編集） Modern Nutrition in Health and Disease. 11th ed. LWW 2014
17　農薬工業会　http://www.jcpa.or.jp/qa/a6_06.html
18　OECD 報告書99p http://www.oecd.org/japan/42791674.pdf
19　農林水産省による　http://www.maff.go.jp/j/wpaper/w_maff/h18_h/trend/1/t1_2_1_02.html
20　http://news.aces.illinois.edu/news/if-you-drop-it-should-you-eat-it-scientists-weigh-5-second-rule
21　Dawson P ら. Residence time and food contact time effects on transfer of Salmonella Typhimurium from tile, wood and carpet：testing the five-second rule. Journal of Applied Microbiology. 2007 Spring；102（4）：945-53

risk：an evaluation based on a systematic review of epidemiologic evidence among the Japanese population. Jpn J Clin Oncol. 2014 Jul；44（7）：641-50
27　Prentice RL, ら. Low-fat dietary pattern and risk of invasive breast cancer：the Women's Health Initiative Randomized Controlled Dietary Modification Trial. JAMA. 2006 Feb；295（6）：629-42
28　Martin LJ, ら. A randomized trial of dietary intervention for breast cancer prevention. Cancer Res. 2011 Jan；71（1）：123-33.
29　Trock BJ ら. Meta-analysis of soy intake and breast cancer risk. J Natl Cancer Inst. 2006 Apr；98（7）：459-71

第四章

1　http://www.health.gov/dietaryguidelines/dga2005/report/HTML/G5_History.htm
2　http://www.health.gov/dietaryguidelines/dga2010/DietaryGuidelines2010.pdf
3　小林祥泰ら. 日本人の脳梗塞の変遷　http://minds.jcqhc.or.jp/n/public_user_main.php
4　Wilkins R ら. Life expectancy in the Inuit-inhabited areas of Canada, 1989 to 2003. Health Rep. 2008 Mar；19（1）：7-19
5　Shai I ら. Weight Loss with a Low-Carbohydrate, Mediterranean, or Low-Fat Diet. New England Journal of Medicine. 2008 17；359（3）：229-41
6　Schwarzfuchs D ら. Four-Year Follow-up after Two-Year Dietary Interventions. New England Journal of Medicine. 2012 Autumn；367（14）：1373-4.
7　Semba RD ら. Resveratrol levels and all-cause mortality in older community-dwelling adults. JAMA Intern Med. 2014 Jul；174（7）：1077-84
8　Red wine researcher flagged for fake data [Internet]. [cited 2014 Oct 20]. Available from：http://www.cbsnews.com/

18　Singh S ら. Statins are associated with a reduced risk of hepatocellular cancer：a systematic review and meta-analysis. Gastroenterology. 2013 Feb；144（2）：323-32
19　Mensink RP, Katan MB. Effect of Dietary trans Fatty Acids on High-Density and Low-Density Lipoprotein Cholesterol Levels in Healthy Subjects. New England Journal of Medicine. 1990 Aug；323（7）：439-45
20　Gebauer SK ら. Effects of Ruminant trans Fatty Acids on Cardiovascular Disease and Cancer：A Comprehensive Review of Epidemiological, Clinical, and Mechanistic Studies. Adv Nutr. 2011 Jan 7；2（4）：332-54
21　Shipley M ら. Controlled trial of homoeopathic treatment of osteoarthritis. Lancet. 1983 Jan；1（8316）：97-8、
Reilly DT ら. Is homoeopathy a placebo response? Controlled trial of homoeopathic potency, with pollen in hayfever as model. Lancet. 1986 Oct；2（8512）：881-6. および Reilly D ら. Is evidence for homoeopathy reproducible? Lancet. 1994 Dec；344（8937）：1601-6
22　Shang A ら. Are the clinical effects of homoeopathy placebo effects? Comparative study of placebo-controlled trials of homoeopathy and allopathy. Lancet. 2005 Aug 27- Sep 2；366（9487）：726-32および Linde K ら. Are the clinical effects of homeopathy placebo effects? A meta-analysis of placebo-controlled trials. Lancet. 1997 Sep 20；350（9081）：834-43
23　Ross AC ら.（編集） Modern Nutrition in Health and Disease. 11th ed. LWW 2014
24　Arcelus J ら. Mortality rates in patients with anorexia nervosa and other eating disorders：A meta-analysis of 36 studies. Arch Gen Psychiatry. 2011 Jul；68（7）：724-31
25　Ley SH ら. Prevention and management of type 2 diabetes：dietary components and nutritional strategies. Lancet. 2014 Jun；383（9933）：1999-2007
26　Pham NM, ら. Meat consumption and colorectal cancer

gastrointestinal cancers. Cochrane Database Syst Rev. 2008；(3)：CD004183.
7　Macpherson H ら. Multivitamin-multimineral supplementation and mortality：a meta-analysis of randomized controlled trials. Am J Clin Nutr. 2013 Feb；97（2）：437-44
8　http://www.dietandcancerreport.org/cancer_prevention_recommendations/recommendation_dietary_supplements.php
9　世界食糧計画　http://www.wfp.org/hunger/stats
10　厚生労働省資料　http://www.mhlw.go.jp/toukei/saikin/hw/life/19th/gaiyo.html
11　Stamler J ら. Is relationship between serum cholesterol and risk of premature death from coronary heart disease continuous and graded? Findings in 356,222 primary screenees of the Multiple Risk Factor Intervention Trial（MRFIT）. JAMA. 1986 Nov；256（20）：2823-8
12　Psaty BM ら. The association between lipid levels and the risks of incident myocardial infarction, stroke, and total mortality：The Cardiovascular Health Study. J Am Geriatr Soc. 2004 Oct；52（10）：1639-47
13　Schatz IJ ら. Cholesterol and all-cause mortality in elderly people from the Honolulu Heart Program：a cohort study. Lancet. 2001 Aug；358（9279）：351-5
14　Abramson JD, Rosenberg HG, Jewell N, Wright JM. Should people at low risk of cardiovascular disease take a statin? BMJ. 2013；347：f6123
15 Bonovas S ら. Statins and cancer risk：a literature-based meta-analysis and meta-regression analysis of 35 randomized controlled trials. J Clin Oncol. 2006 Oct；24（30）：4808-17
16　Dale KM ら. Statins and cancer risk：a meta-analysis. JAMA. 2006 Jan；295（1）：74-80
17　Singh PP, Singh S. Statins are associated with reduced risk of gastric cancer：a systematic review and meta-analysis. Ann Oncol. 2013 Jul；24（7）：1721-30

第二章
1　例えばColman RJら. Caloric Restriction Delays Disease Onset and Mortality in Rhesus Monkeys. Science. 2009 Jul 10；325（5937）：201-4
2　Lee B-Tら. The neural substrates of affective face recognition in patients with Hwa-Byung and healthy individuals in Korea. World J Biol Psychiatry. 2009；10（4 Pt 2）：552-9

第三章
1　Hemil ä H, Chalker E. Vitamin C for preventing and treating the common cold. In：The Cochrane Collaboration, editor. Cochrane Database of Systematic Reviews [Internet]. Chichester, UK：John Wiley & Sons, Ltd；2013 [cited 2014 Oct 15]. Available from：http://summaries.cochrane.org/CD000980/ARI_vitamin-c-for-preventing-and-treating-the-common-cold
2　Hemil ä H. Vitamin C and the common cold. British Journal of Nutrition. 1992 Jan 1；67（01）：3-16
3　Kamei T, Kumano H, Beppu K, Iwata K, Masumura S. Response of Healthy Individuals to Ninjin-Yoei-To Extract -Enhancement of Natural Killer Cell Activity. Am J Chin Med. 1998 Spring；26（01）：91-5, 、Kamei T, Kumano H, Iwata K, Yasushi M. Influences of long- and short-distance driving on alpha waves and natural killer cell activity. Perceptual and Motor Skills. 1998 Spring；87（3f）：1419-23など
4　Kamei T, Kumano H, Iwata K, Nariai Y, Matsumoto T. The Effect of a Traditional Chinese Prescription for a Case of Lung Carcinoma. The Journal of Alternative and Complementary Medicine. 2000 Spring；6（6）：557-9
5　Bjelakovic Gら Antioxidant supplements for prevention of mortality in healthy participants and patients with various diseases. Cochrane Database Syst Rev. 2012；（3）：CD007176
6　Bjelakovic Gら. Antioxidant supplements for preventing

【注】

第一章

1 http://www.huffingtonpost.jp/2014/10/08/white-crow-in-niigata_n_5949876.html
2 Yancy WS ら. A low-carbohydrate, ketogenic diet versus a low-fat diet to treat obesity and hyperlipidemia：a randomized, controlled trial. Ann Intern Med. 2004 May；140（10）：769-77
3 Santesso N ら. Effects of higher- protein versus lower-protein diets on health outcomes：a systematic review and meta-analysis. Eur J Clin Nutr. 2012 Jul；66（7）：780-8
4 Schwingshackl L, Hoffmann G. Long-term effects of low-fat diets either low or high in protein on cardiovascular and metabolic risk factors：a systematic review and meta-analysis. Nutr J. 2013；12：48
5 Pierce JP ら. Influence of a Diet Very High in Vegetables, Fruit, and Fiber and Low in Fat on Prognosis Following Treatment for Breast Cancer. JAMA. 2007 Jul 18；298（3）：289-98
6 Berquin IM, ら. Multi-targeted Therapy of Cancer by Omega-3 Fatty Acids. Cancer Lett. 2008 Oct 8；269（2）：363-77
7 Noto H ら. Low-carbohydrate diets and all-cause mortality：a systematic review and meta-analysis of observational studies. PLoS ONE. 2013；8（1）：e55030
8 http://koujiebe.blog95.fc2.com/blog-entry-2511.html
9 Fung TT ら. Low-carbohydrate diets and all-cause and cause-specific mortality：two cohort studies. Ann Intern Med. 2010 Sep 7；153（5）：289-98
10 Halton TL ら Low-Carbohydrate-Diet Score and the Risk of Coronary Heart Disease in Women. New England Journal of Medicine. 2006 9；355（19）：1991-2002
11 Evert AB ら. Nutrition Therapy Recommendations for the Management of Adults With Diabetes. Dia Care. 2013 Jan 11；36（11）：3821-42

ちくま新書
1109

食《た》べ物《もの》のことはからだに訊《き》け！
――健康情報《けんこうじょうほう》にだまされるな

二〇一五年二月一〇日　第一刷発行

著　者　岩田健太郎（いわた・けんたろう）

発行者　熊沢敏之

発行所　株式会社　筑摩書房
東京都台東区蔵前二―五―三　郵便番号一一一―八七五五
振替〇〇一六〇―八―四一二三

装幀者　間村俊一

印刷・製本　三松堂印刷　株式会社

乱丁・落丁本の場合は、左記宛にご送付下さい。
送料小社負担でお取り替えいたします。
ご注文・お問い合わせも左記へお願いいたします。
〒三三一―八五〇七　さいたま市北区櫛引町二―六〇四
筑摩書房サービスセンター　電話〇四八―六五一―〇〇五三

ISBN978-4-480-06817-0 C0247

ちくま新書

361
統合失調症
――精神分裂病を解く
森山公夫
精神分裂病の見方が大きく変わり名称も変わった。発病に至る経緯を解明し、心・身体・社会という統合的視点から、「治らない病」という既存の概念を解体する。

677
解離性障害
――「うしろに誰かいる」の精神病理
柴山雅俊
「うしろに誰かいる」という感覚を訴える人たちがいる。高じると自傷行為や自殺を図ったり、多重人格が発症することもある。昨今の解離の症状と治療を解説する。

762
双極性障害
――躁うつ病への対処と治療
加藤忠史
精神障害の中でも再発性が高いもの、それが双極性障害(躁うつ病)である。患者本人と周囲の人のために、この病気の全体像と対処法を詳しく語り下ろす。

940
慢性疼痛
――「こじれた痛み」の不思議
平木英人
本当に運動不足や老化現象でしょうか。家族から大袈裟といわれたり、未知の病気じゃないかと心配していませんか。さあ一緒に「こじれた痛み」を癒しましょう!

668
気まぐれ「うつ」病
――誤解される非定型うつ病
貝谷久宣
夕方からの抑うつ気分、物事への過敏な反応、過食、過眠……。今、こうした特徴をもつ「非定型うつ病」が増えつつある。本書はその症例や治療法を解説する一冊。

674
ストレスに負けない生活
――心・身体・脳のセルフケア
熊野宏昭
ストレスなんて怖くない! 脳科学や行動医学の知見を援用、「力まず・避けず・妄想せず」をキーワードに自分でできる日常的ストレス・マネジメントの方法を伝授する。

899
うつ自殺を止める
――〈睡眠〉からのアプローチ
松本晃明
日本の年間自殺者数に占める中高年の割合は依然高い。医療現場だけでなく、家族や地域の中で自殺予防にできることはないのか。その一つのモデルを本書は提示する。

ちくま新書

1025
医療大転換
――日本のプライマリ・ケア革命
葛西龍樹
無駄な投薬や検査、患者のたらい回しなどのシステム不全を解決する鍵はプライマリ・ケアにある。家庭医という「あなた専門の医者」が日本の医療に革命を起こす。

1089
つくられる病
――過剰医療社会と「正常病」
井上芳保
高血圧、メタボ、うつ――些細な不調が病気と診断されてしまうのはなぜか。社会に蔓延する「正常病」にその原因を見出し、過剰な管理を生み出す力の正体を探る。

998
医療幻想
――「思い込み」が患者を殺す
久坂部羊
点滴は血を薄めるだけ、消毒は傷の治りを遅くする、抗がん剤ではがんは治らない……。日本医療を覆う、根拠のない幻想の実態に迫る！

731
医療格差の時代
米山公啓
医療費が支払えない。高齢者は施設から追い出される。医者も過剰労働でダウン寸前だ。今の日本では平等医療がもはや崩壊した。実態を報告し、課題と展望を語る。

919
脳からストレスを消す食事
武田英二
バランスのとれた脳によい食事「ブレインフード」が脳のストレスを消す！　老化やうつに打ち克ち、脳の健康を保つための食事法を、実践レシピとともに提示する。

1004
こんなに怖い鼻づまり！
――睡眠障害・いびきの原因は鼻にあり
黄川田徹
睡眠障害、慢性的疲労、集中力低下、運動能力低下、睡眠時無呼吸症候群……個人のQOLにとって大問題である鼻づまりの最新治療法を紹介！

319
整体　楽になる技術
片山洋次郎
心理学でいう不安は整体から見れば胸の緊張だ。腰椎を緩めれば解消する。不眠などを例に身体と心のコミュニケーションを描き、からだが気持ちよくなる技術を紹介。

ちくま新書

982 「リスク」の食べ方——食の安全・安心を考える 岩田健太郎
この食品で健康になれる！ 危険だから食べるのを禁止する？ そんなに単純に食べ物の良い悪いは決められない。食品不安社会・日本で冷静に考えるための一冊。

746 安全。でも、安心できない…——信頼をめぐる心理学 中谷内一也
凶悪犯罪、自然災害、食品偽装……。現代社会に潜むリスクを「適切に怖がる」にはどうすべきか？ 理性と感情のメカニズムをふまえて信頼のマネジメントを提示する。

363 からだを読む 養老孟司
自分のものなのに、人はからだのことを知らない。たまにはからだのことを考えてもいいのではないか。口から始まって肛門まで、知られざる人体内部の詳細を見る。

339 「わかる」とはどういうことか——認識の脳科学 山鳥重
人はどんなときに「あ、わかった」「わけがわからない」などと感じるのか。そのとき脳では何が起こっているのだろう。認識と思考の仕組みを説き明す刺激的な試み。

434 意識とはなにか——〈私〉を生成する脳 茂木健一郎
物質である脳が意識を生みだすのはなぜか？ すべてを感じる存在としての〈私〉とは何ものか？ 人類に残された究極の問いに、既存の科学を超えて新境地を展開！

525 DNAから見た日本人 斎藤成也
急速に発展する分子人類学研究が描く、不思議で意外なDNAの遺伝子系図。東アジアのふきだまりに位置する〝日本列島人〟の歴史を、過去から未来まで展望する。

795 賢い皮膚——思考する最大の〈臓器〉 傳田光洋
外界と人体の境目——皮膚。様々な機能を担っているが、驚くべきは脳に比肩するその精妙で自律的なメカニズムである。薄皮の秘められた世界をとくとご堪能あれ。